糖尿病防治
健康教育手册

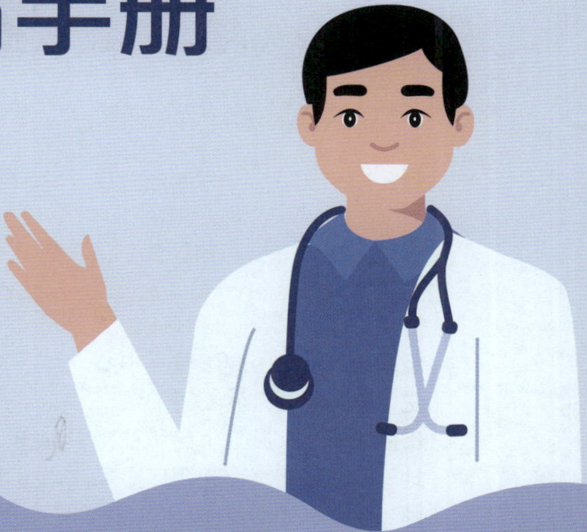

组织编写　中国健康教育中心
主　　编　李方波　卫　薇

人民卫生出版社
·北　京·

图书在版编目（CIP）数据

糖尿病防治健康教育手册 / 中国健康教育中心组织编写 ; 李方波，卫薇主编. -- 北京 : 人民卫生出版社，2026. 2. -- ISBN 978-7-117-39421-5

Ⅰ. R587. 1-62

中国国家版本馆 CIP 数据核字第 2026NL2239 号

糖尿病防治健康教育手册

Tangniaobing Fangzhi Jiankang Jiaoyu Shouce

组织编写：中国健康教育中心

主　　编：李方波　卫　薇

出版发行：人民卫生出版社（中继线 010-59780011）

地　　址：北京市朝阳区潘家园南里 19 号

邮　　编：100021

E - mail：pmph @ pmph.com

购书热线：010-59787592　010-59787584　010-65264830

印　　刷：中煤（北京）印务有限公司

经　　销：新华书店

开　　本：889 × 1194　1/32　　印张：3.5

字　　数：73 千字

版　　次：2026 年 2 月第 1 版

印　　次：2026 年 3 月第 1 次印刷

标准书号：ISBN 978-7-117-39421-5

定　　价：29.00 元

打击盗版举报电话：010-59787491　E-mail：WQ @ pmph.com

质量问题联系电话：010-59787234　E-mail：zhiliang @ pmph.com

数字融合服务电话：4001118166　E-mail：zengzhi @ pmph.com

《糖尿病防治健康教育手册》

编委会

编 委 会 主 任 李长宁

编委会副主任 吴 敬 赵 虹

编 委 会 委 员

卢 永 田向阳 吕书红 朱艳秋 任学锋 李乃适
李长宁 李全民 李英华 李雨波 肖 砾 吴 敬
邱 敏 邱家伟 孟俊华 赵 芳 赵 虹 侯晓辉
袁明霞 郭启煜 程玉兰 靳雪征 解瑞谦

主 编 李方波 卫 薇

编 委

李方波 卫 薇 刘 彤 刘 梅 李 茜 李小宁
殷 硕 何景阳 张雪海 赵娟娟 段 勇 姚晓群
董海原 甄世祺 雷党兴 魏南方

图 文 设 计 雷党兴

编 委 会 秘 书 赵娟娟

前言

随着全球经济的发展和人们生活水平的提高，生活方式逐渐改变、人口老龄化加剧，糖尿病患病率在世界范围内呈上升趋势，成为继心脑血管疾病、肿瘤之后又一严重危害公众健康的慢性非传染性疾病。

糖尿病是一种需要终身自我管理的疾病。糖尿病患者的行为和自我管理能力是糖尿病控制成功与否的关键因素。因此，加强糖尿病管理对疾病控制十分重要。国际糖尿病联盟曾提出糖尿病现代综合治疗的 5 个要点，即饮食疗法、运动疗法、血糖监测、药物治疗和患者健康教育，被人们称为糖尿病综合治疗的“五驾马车”。本书围绕糖尿病患者管理的 7 大要素（知识、监测、饮食、运动、药物、心情、预防）展开讲解，向所有人群，特别是高危人群传播预防糖尿病的知识，指导人们改变不健康的行为，采纳健康的生活方式；通过教育干预，提高糖尿病患者及其家属的糖尿病相关知识水平；改变糖尿病患者对糖尿病的认识误区，树立正确观念和科学态度。改善患者的遵医行为，通过定期监测和合理治疗，获得满意疗效；向患者及其家属进行糖尿病相关技能培训，科学开展血糖自我监测、糖尿病自我护理和应急自救；倡导糖尿病患者的“健康第一责任人”意识，通过有效的自我管理行动，减少或延缓糖尿病慢性并发症的发生，改善患者生活质量。

本书在立项、编写、出版过程中得到了健康教育领域专家的大力支持，不少同志在幕后默默无闻地辛勤工作，在此对他们表示诚挚感谢。

由于编写仓促，本书难免有不足或疏漏之处，请读者批评指正。

编者

2025 年 12 月

目录

掌握知识是关键

自我监测最重要

美食巧吃更健康

合理运动身体棒

药物治疗帮您忙

愉悦心情迎曙光

积极预防并发症

掌握知识是关键

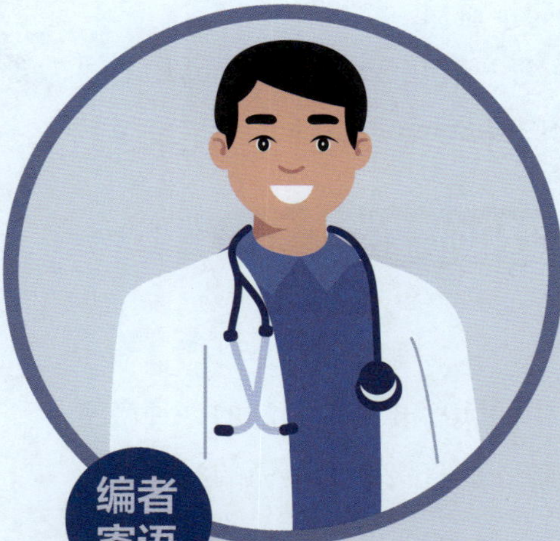

编者寄语

早在 1995 年，世界卫生组织就提出“糖尿病和教育，降低无知代价”的主题。

积极参与糖尿病自我管理教育能够帮助您：

· 获得正确的糖尿病防控知识。

· 早诊断、早治疗、早达标、早获益。

正确认识血糖

什么是血糖

· 血液中的葡萄糖简称血糖。

· 健康人空腹时血糖一般在 3.9 ~ 6.1mmol/L 之间，餐后 2 小时血糖一般在 3.9 ~ 7.8mmol/L 之间。

胰岛素和血糖的关系

什么是胰岛素

· 胰岛素是由胰腺中的胰岛 β 细胞分泌的一种激素。

· 胰岛素是人体内唯一能直接降低血糖的激素。

胰岛素的作用是什么

· 可以把葡萄糖从血液运送到身体细胞中提供能量。

· 维持血液中葡萄糖正常水平，防止血糖浓度过高对器官造成损害。

为什么血糖会升高

· 胰岛 β 细胞受破坏，不能产生足够的胰岛素。

· 身体中的器官对胰岛素反应降低（即"胰岛素抵抗"）。

太多葡萄糖留在血液中导致血糖升高。

高血糖就像氧化剂，无时无刻不在腐蚀身体中的各个器官。

糖尿病的定义和症状

什么是糖尿病

· 糖尿病是由于不同原因引起胰岛素分泌缺乏和/或胰岛素作用缺陷，糖、脂肪代谢异常，以慢性高血糖为突出表现的疾病。

· 慢性高血糖可导致眼、肾脏、神经、心脑血管等多种器官、组织长期损伤、功能缺陷和衰竭。

患糖尿病后有哪些症状

· 典型症状：“三多一少”，即烦渴多饮、多尿、多食和不明原因体重减轻。

· 其他症状：虚弱、乏力、皮肤瘙痒、视力下降等。

并非所有糖尿病患者都会出现典型的“三多一少”症状，糖尿病高危人群需要规律体检，及时发现血糖问题。

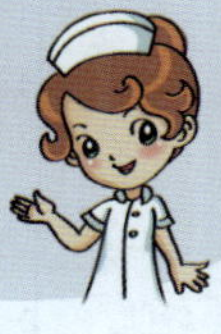

糖尿病的诊断标准是什么

· 有糖尿病症状（如“三多一少”等）的同时，下表中任意一项检测结果达到标准。

诊断标准	静脉血浆葡萄糖或糖化血红蛋白水平
典型糖尿病症状	
加上随机血糖	≥ 11.1mmol/L
或加上空腹血糖	≥ 7.0mmol/L
或加上口服葡萄糖耐量试验（OGTT）2 小时血糖	≥ 11.1mmol/L
或加上糖化血红蛋白	≥ 6.5%
无糖尿病典型症状者，需改日复查确认（不包括随机血糖）	

糖尿病有哪些类型

● 第一类：1 型糖尿病

· 胰岛 β 细胞大部分被破坏，使体内胰岛素产生太少或几乎没有。

· 需终身注射胰岛素，控制血糖、维持生命。

· 发病年龄通常小于 30 岁，儿童及青少年常见。

● 第二类：2 型糖尿病

· 最常见的一种糖尿病类型，占发病人群的 90% 以上。

· 体内不能产生足够的胰岛素，或胰岛素不能很好地发挥作用。

· 部分患者最终需要使用胰岛素进行治疗。

● 第三类：妊娠糖尿病

· 发生在女性怀孕期间。

· 在妊娠期内，通过血糖监测可筛查确诊。

· 产后通过控制饮食、合理运动保持正常体重，血糖可恢复正常。

第四类：其他特殊类型糖尿病

· 相对少见。

· 主要包括内分泌疾病、药物或化学物质诱导等引起的糖尿病。

糖尿病的并发症和危害是什么

什么是糖尿病并发症

糖尿病并发症是糖尿病代谢紊乱所导致的、涉及全身的急性或慢性病变，分为急性并发症和慢性并发症。

糖尿病并发症特点和分类

名称	特点	主要分类
糖尿病急性并发症	由于各种原因导致的急性代谢紊乱	·糖尿病酮症酸中毒 ·高血糖高渗状态 ·糖尿病乳酸性酸中毒
糖尿病慢性并发症	与长期高血糖、高血脂、血液高凝状态、内分泌失调、动脉硬化以及微血管病变等因素相关	·糖尿病肾病 ·糖尿病视网膜病变 ·糖尿病神经病变 ·糖尿病下肢动脉病变 ·糖尿病足

糖尿病并发症的危害有哪些

- 使一个或多个器官系统功能严重受损或破坏。
- 严重影响患者生活质量，甚至会致残或致死。
- 给个人、家庭和社会带来沉重经济和精神负担。

糖尿病的综合治疗包括哪些

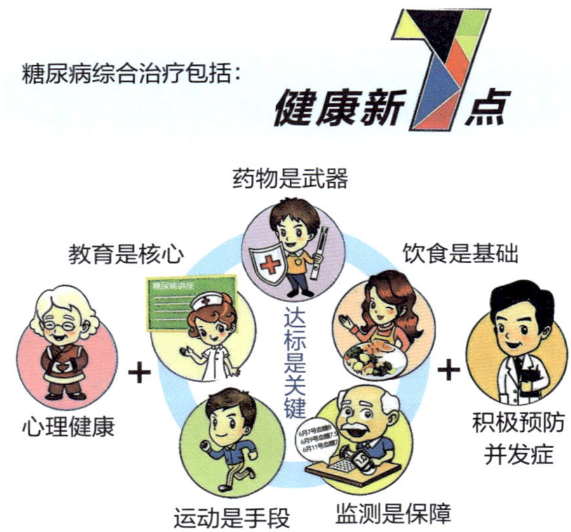

糖尿病综合治疗的目标是：

使血糖、血压、血脂、体重等指标综合达标，预防或延缓并发症的发生或发展，提高生活质量。

饮食控制是基础

科学饮食能帮助减轻胰岛负担，纠正代谢紊乱，控制体重在合理范围并使血糖达标。需要做到以下两点。

· 控制每日摄入总热量。

· 定时定量进餐，低脂低盐饮食。

合理运动是手段

持之以恒的运动能帮您纠正高血糖，增加胰岛素敏感性，减轻体重，改善血脂水平，改善心血管功能，增强适应性和劳动能力。

· 具体运动项目因人而异，运动强度适中，运动频率循序渐进。

· 避免空腹运动，可在进食 1 小时后进行运动。

· 坚持有氧运动，如步行、做操、慢跑等。

病情监测是保障

全方位的病情监测能帮您：

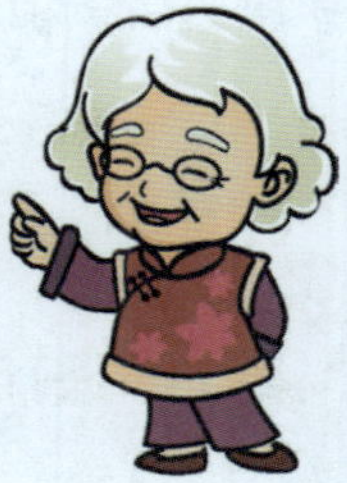

· 及时判定病情，有助于医生制订和调整治疗方案。

· 调节饮食、运动、降糖药物剂量之间的平衡。

药物治疗是武器

正确地选择降糖药物能帮您有效控制血糖，减轻胰岛素抵抗，保护心、脑、肾等重要器官，延缓并发症的发生发展，提高生活质量，延长寿命。对于任何降糖药物您都应该：

· 遵照医嘱服用。

· 不随意增加或减少药量。

· 不随意停药。

· 不忘记服药。

· 服药期间应戒酒。

预防并发症为了生活好

糖尿病是一种在一定的遗传易感性基础上发生的生活方式疾病，我们不能改变遗传，但我们能掌握自己的生活方式。

· 患了糖尿病就需要通过早期血糖达标来预防并发症，改善生活质量。

· 建议定期筛查糖尿病并发症。例如：每年筛查眼底可使糖尿病视网膜病变导致失明的风险大幅度降低。

· 对于患者直系亲属，需定期进行高危因素筛查，规律监测血糖。

心理疏导不可少

糖尿病治疗可能会使您感到生活受限制，病情变化时产生沮丧、悲观甚至情绪抑郁。愉快的心情能帮您：

· 尽快走出心理误区。

· 利于病情控制。

· 积极、乐观地面对生活。

● 教育管理是核心

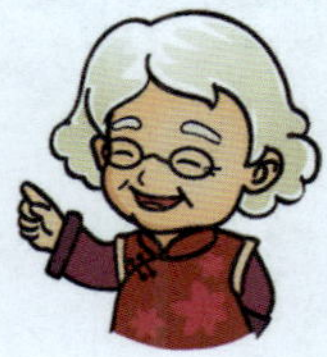

糖尿病教育能帮您获得正确的糖尿病防控知识，科学地制订糖尿病防治计划，“早诊断、早治疗、早达标、早获益”。需要做到：

- 学习糖尿病相关知识。
- 掌握糖尿病控制标准。
- 常与医护人员沟通，了解自己的病情。
- 阅读书籍，积极预防并发症。

中国 2 型糖尿病的控制目标

2 型糖尿病患者理想的综合控制目标应根据年龄、合并症、并发症等情况而有所不同，具体目标值如下。

2 型糖尿病的控制目标

检测指标		目标值
毛细血管血糖		
	空腹	4.4 ~ 7.0mmol/L
	非空腹	< 10mmol/L
糖化血红蛋白		< 7.0%
血压		< 130/80mmHg
总胆固醇		< 4.5mmol/L
高密度脂蛋白胆固醇		
	男性	> 1.0mmol/L
	女性	> 1.3mmol/L

续表

检测指标		目标值
甘油三酯		< 1.7mmol/L
低密度脂蛋白胆固醇		
	未合并动脉粥样硬化性心血管疾病	< 2.6mmol/L
	合并动脉粥样硬化性心血管疾病	< 1.8mmol/L
体重指数		< $24.0kg/m^2$

糖尿病自我管理及生活窍门

什么是糖尿病自我管理

患者按照医生要求对自身病情进行日常护理和记录的过程。

糖尿病自我管理的内容			
生活管理	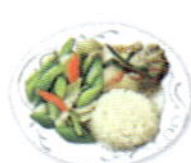	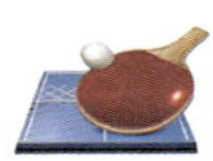	饮食、运动管理 日常生活护理技巧
医疗管理	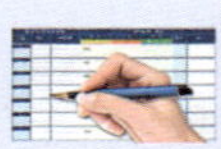	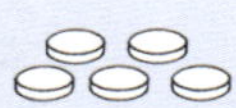	自我血糖监测 安全用药

为什么需要自我管理

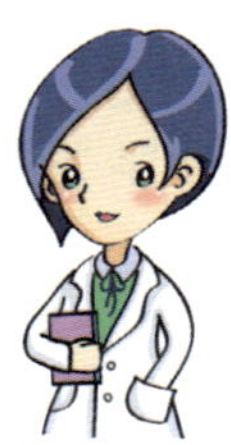

· 糖尿病是终身性疾病，随着病程的延长病情会出现变化。

· 患者个体差异大。

· 血糖水平变化快。

· 仅在医院检测无法全面反映血糖变化。

● 体重指数是判断肥胖的常用简易指标

体重指数（BMI）= 体重（kg）/ 身高（m^2）

中国成人超重和肥胖的判定标准：

24.0 ~ 27.9kg/m^2 为超重，≥ 28kg/m^2 为肥胖。

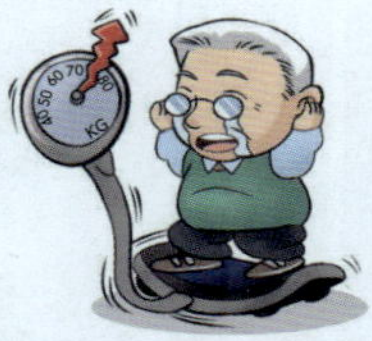

注 BMI 在 18.5 ~ 23.9kg/m^2 之间为正常，< 18.5kg/m^2 为消瘦。

● 我国向心性肥胖以腰围为简易评价指标

脂肪主要在腹壁和腹腔内蓄积过多，体型呈“苹果型”。

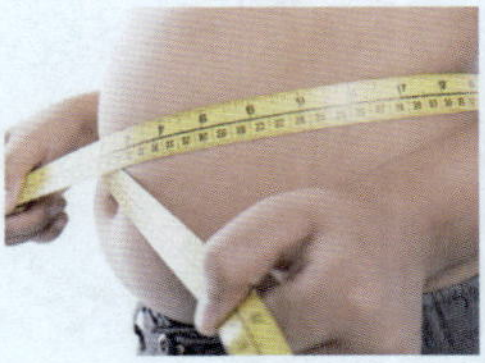

我国向心性肥胖的判定标准：

腰围：男性 ≥ 90 厘米，女性 ≥ 85 厘米。

● 向心性肥胖诊断的“金标准”是内脏脂肪面积是否超标

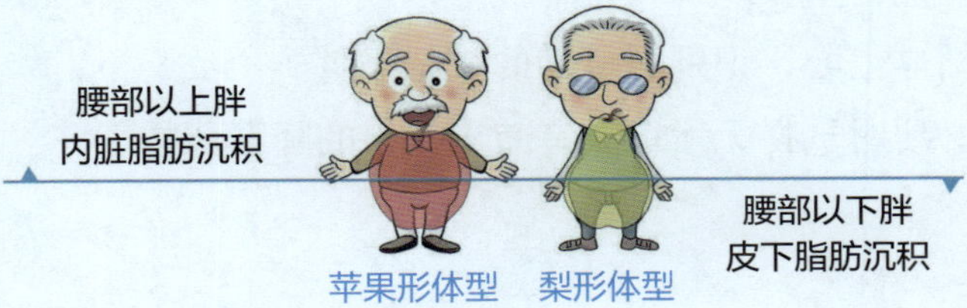

体重正常者的内脏脂肪也可能超标

研究数据显示：14% 的体重正常人群存在内脏脂肪超标的情况。

向心性肥胖更是危害重重

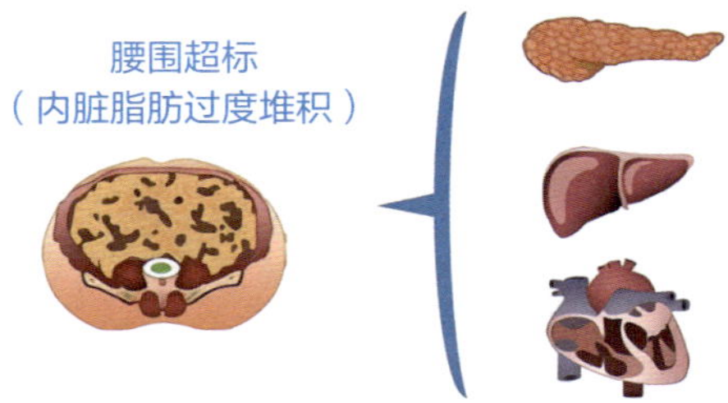

损害胰岛 β 细胞功能，更易发生或加重 2 型糖尿病。

阻碍胰岛素在体内发挥降糖作用。与心血管风险紧密相关，大大增加冠心病患病风险。

研究显示，“糖尿病 + 肥胖”让患者的生活质量大大下降。

糖友控制体重方法多

控制总热量，平衡饮食。

制定可行的运动方案。

监测体重。

树立信心，识别不科学的减肥陷阱。

必要时选择无增重或有减重效果的降糖药物。

定期称量体重并记录体重变化

定期称量体重，给自己监督和鼓励。

达到目标给自己小奖励。

记录每次体重变化。

根据体重变化适当调整饮食和运动等方案。

树立信心，理性减重

树立信心：体重减轻 3% ~ 5% 可明显改善身体健康和生活质量。

理性减重：勿盲目节食、乱吃减肥药，不但无法减轻体重，反而损害身体。

多参加户外运动，减肥的同时还可以呼吸新鲜空气，保持心情舒畅。

减肥也要按时吃饭，控制总热量，膳食结构合理，拒绝不健康食品。

自我管理中的生活窍门

饮食

· 美味早餐、丰富午餐、清淡晚餐。

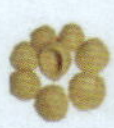
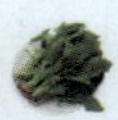
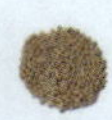

· 多选择富含膳食纤维的食物，如 粗粮 蔬菜 豆类 等。

· 每天 8 杯水。

· 少吃或不吃精制糖。

· 尽量不吃高脂、高盐、高糖等深加工食品。

运动

·听着喜欢的音乐跳舞、步行、慢跑或做操。

·可躺在床上缓慢抬高双腿，持续十几秒或几分钟。

·运动空间有限时，可在座位上做上肢的伸展、扩胸运动。

足部护理

·选购新鞋时，应在下午或傍晚，选择宽头、厚底、柔软、透气性好的为宜。

·检查鞋及袜子内是否有尖锐物。

·每天检查双脚有无破溃、出血损伤等，如发现足部伤口应及时到医院就医，不要随便弄破水疱。

·洗脚前测量水温，应不超过 37℃。

·洗脚后用浅色、柔软、吸水性强的毛巾轻擦，尤其是脚趾之间，要保持干燥。

·冬天不要用电热毯、热水袋及加热器烘脚。

皮肤护理

·皮肤瘙痒时不要用力挠。

·洗澡时宜用温水。

·选用中性沐浴露，不要选择含有香精和染料的洗浴产品。

·洗浴后在皮肤上涂抹保湿乳液。

·选择化妆品要谨慎，防止使用后造成毛孔堵塞，引起感染。

·男性在刮脸时，要防止刮破皮肤，以免造成感染。

口腔护理

·早晚刷牙，饭后漱口，刷牙时间不少于 3 分钟。

·选择毛质柔软的牙刷，每隔 3 个月更换一次。

·勤漱口，减少口腔细菌滋生，避免使用刺激性漱口水。

·3～6 个月定期做一次口腔检查。

眼部护理

·双目不久视：看书、看电视时间不可过长，感觉眼疲劳时可闭目休息或远眺。

·常做闭目转眼球的动作，有助于血液循环和神经调节。

·适当做眼部按摩，有助于血液流通。

·眼底出血者不适合做眼部按摩，不适合做闭气、蹲马步等可引起眼压升高的运动。

·每年检查一次视力和眼底。

夏日护理注意事项

·饮食维持“收支平衡”。

·提倡低糖、低脂、高纤维饮食原则。

·选择吃含糖量低的水果，并将水果热量计算到每日总热量中。

·不宜吃冷冻瓜果及对胃肠道过度刺激的食物。

别等渴了再喝水

· 每天饮水量应该达到 1 000 ~ 1 500 毫升。

· 养成“定时饮水，不渴也饮”的好习惯。

全面预防并发症

· 保持心情舒畅，保证睡眠质量。

· 预防感染，预防糖尿病足。

● 特殊情况的处理窍门

当感觉不舒服的时候，血糖水平可能升高，此时该做什么

· 继续使用降糖药物。

· 监测血糖，至少每 4 小时测一次。

· 休息并尽可能保持正常饮食，如果不能进食，每小时至少要喝 250 毫升的水。

· 检测尿酮体。

什么时候应该去看医生

· 感觉口干、烦渴、多饮、多尿。

· 不断拉肚子或呕吐。

· 不能进食达 24 小时。

· 发热。

· 持续高血糖。

· 发生低血糖。

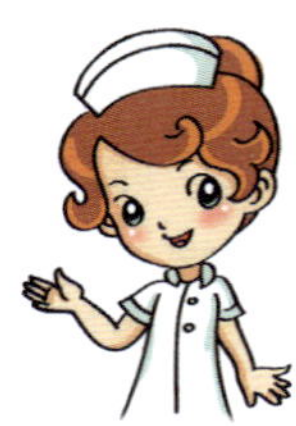

● 能不能开车

可以，前提是必须通过考试取得合法驾照并按时年检，且能够稳定控制血糖。

· 对低血糖有感知且没有频繁发作的低血糖。

· 没有严重的高血糖状态。

· 没有急性并发症和严重的慢性并发症。

· 没有服用影响定向力和判断力的药物或饮品。

· 没有严重的、足以影响视力的视网膜病变。

· 车内应备有应急的食物或糖块，可在低血糖时服用。

· 避免长途旅行，如果需要应每驾驶 4 小时进行车外活动。

· 做好血糖监测和记录。

● 能不能旅行或度假

能，需至少提前两周咨询医生或糖尿病专科护士，并在出门前准备好以下物品。

· 附有糖尿病身份识别的急救卡。

· 采血针、血糖仪。

· 保险责任含糖尿病的旅游保险。

· 准备一封您需要携带针头 / 医疗设备的医生的信，以备海关安检（出国时适用）。

· 为防止低血糖而专备的食物，如小吃、水果等。

· 胰岛素使用者还需准备：医生开具的胰岛素处方；备用胰岛素、胰岛素专用注射器 / 胰岛素注射笔 / 胰岛素泵。

自我监测最重要

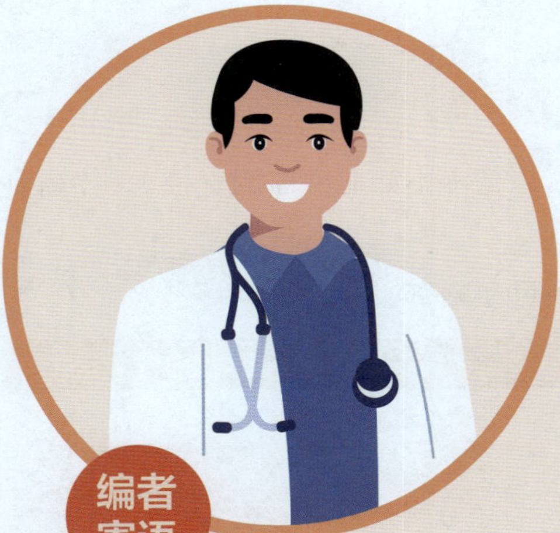

编者寄语

在糖尿病的病情监测中，自我血糖监测是重要的手段之一，不监测血糖将无从知晓血糖控制的好坏。

开展糖尿病自我监测能帮助您

· 了解自身血糖控制水平及血糖变化的影响因素。

· 有利于调节饮食、运动、降糖药物剂量间的平衡。

· 有助于医生制订和调整治疗方案。

本手册将告诉您全方位监测包括哪些项目和自我血糖监测的方方面面。

了解病情需要全方位监测

糖尿病是终身性疾病，病情监测为糖尿病的控制和治疗提供有力保障。

病情监测包括两个方面

1. 在家监测血糖、尿糖（不如血糖监测直接），伴高血压者需监测血压。

2. 在医院的监测项目和频率如下。

监测项目	初访	随访	每季度随访	年随访
体重指数（BMI）	√			√
腰围	√			√
血压	√	√	√	√
空腹 / 餐后血糖	√	√	√	√
糖化血红蛋白（HbA_{1c}）	√		√	√
尿常规	√	√	√	√
总胆固醇、高 / 低密度脂蛋白胆固醇、甘油三酯	√			√
尿白蛋白 / 尿肌酐 *	√			√
血肌酐和 eGFR	√			√
肝功能	√			√
心电图	√			√
眼：视力及眼底	√			√
足：足背动脉搏动、神经病变的相关检查	√		√	√

注：* 在条件允许的情况下进行。

为什么要监测血糖

在糖尿病的病情监测中，血糖监测非常重要，监测血糖可以帮助我们：

- **吃得明白，活得开心**

了解饮食规律，了解哪些食物会引起较大的血糖波动。

- **让运动持之以恒**

运动前、后测血糖，能直观地看到运动带来的血糖变化，让运动更加容易坚持。

- **随时检测，防患于未然**

在生活中若感觉不适，应马上检测血糖，以便及时发现血糖变化。

- **为健康添砖加瓦**

定期检测糖化血红蛋白，有助于控制血糖。

血糖监测是糖尿病管理的重要组成部分，其结果有助于评估糖尿病患者糖代谢紊乱程度，制订合理降糖方案，反映降糖疗效并指导治疗方案的调整。

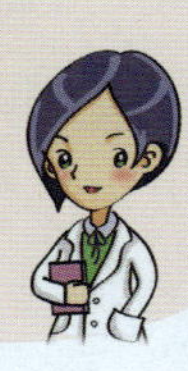

什么是高血糖和低血糖

空腹血糖高于多少需调整治疗

对大多数患者来说，空腹血糖≥ 7.0mmol/L，表明血糖高，需要调整治疗。请在看病时咨询医生，以帮您把血糖控制在理想范围。

血糖高的表现

· 口渴。
· 多饮。
· 尿量多、小便次数多。
· 感觉虚弱或疲惫。
· 视物模糊。
· 也可能没什么特别的感觉。

查找血糖升高的原因是否与以下因素有关

· 是否摄入了比平时更多的碳水化合物。
· 是否忘记吃药了。
· 运动量是否比平时少。
· 最近压力是否过大。

也可以咨询医生，查找血糖升高的原因并积极治疗。

什么是低血糖

对于每一位接受药物治疗的糖尿病患者来说，血糖值 ≤ 3.9mmol/L 时，就属于低血糖了。对部分患者来说血糖值高于 3.9mmol/L 时，也可能会出现低血糖反应。

低血糖的常见表现

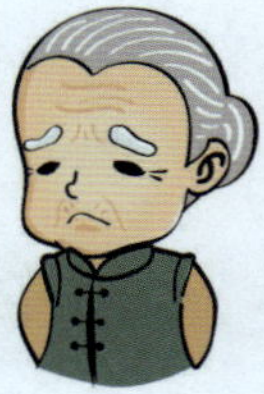

- 发抖、紧张、心慌、易怒。
- 出汗或虚弱。
- 乏力或饥饿难耐。
- 头痛。
- 面色苍白、晕眩或反应迟钝、神志不清。

当您感觉有任何不适时，应立即检测血糖！

查找低血糖的原因是否与以下因素有关

- 是否忘记用餐或用餐时间比平时晚。
- 是否比平时吃得少或摄入的碳水化合物比平时少。
- 运动量是否比平常多。
- 服药量是否比平常多。
- 最近医生是否调整了您的治疗方案。
- 是否空腹饮酒。

确定是低血糖，请立即采取以下 3 步骤自救

第 1 步：“吃 15 克糖”

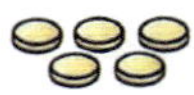 或 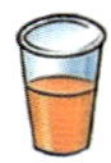 或 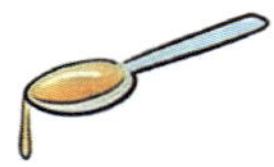

2～5 个葡萄糖片　　150ml 橘子汁　　一大勺蜂蜜

第 2 步：“等 15 分钟”　测血糖 →

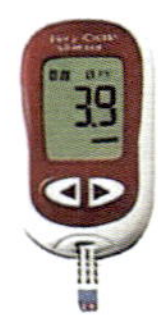

第 3 步：“打 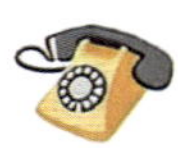”

如果血糖还是低于 3.9mmol/L，请重复第一步，并打电话寻求医生帮助。

当您的血糖过低时，即便您没有感觉不适，也应立即采取措施。因为如果血糖继续下降，您可能会出现低血糖昏迷。

怎样监测血糖

● 自我血糖监测的时间点

<table>
<tr><th colspan="7">血糖监测的 7 个点</th></tr>
<tr><th colspan="2">早餐</th><th colspan="2">午餐</th><th colspan="2">晚餐</th><th rowspan="2">睡前</th></tr>
<tr><td>前</td><td>后</td><td>前</td><td>后</td><td>前</td><td>后</td></tr>
</table>

出院初期或刚调整完药物，建议您勤测血糖

要了解血糖基本情况，需要每天监测，可在每天选择不同的时间点进行。

例如：第一天测定早晚餐前和早餐后 2 小时血糖，第二天测定早午餐前及午餐后 2 小时血糖，第三天测定早餐前和晚餐后 2 小时血糖。

当我早上测完血糖后，就知道这一天需要注意些什么。测血糖、监测血糖、保持平和的心态，更好地把握自己的生活。

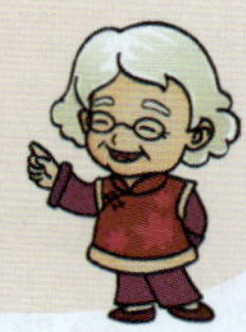

病情趋于稳定时，血糖监测的频率可减少

在饮食、运动等因素大致不变的基础上，建议采用以下两种方法，既能观察病情变化，又可节约试纸。

1. 连续阶梯法

将原本在一天内监测的 7 点血糖分配到 7 天里完成。如果病情稳定，间隔时间可以变成 1 周或 1 个月。

早餐		午餐		晚餐		睡前
前	后	前	后	前	后	
周一	周二	周三	周四	周五	周六	周日

2. 间隔完整法

即每隔几天选出一天，完整地监测 7 点血糖。同样，如果病情稳定，间隔时间可以变成 1 周或 1 个月，以节约成本。

当然最好是向医生咨询，根据病情，什么时间需要测血糖，每天测几次，怎样对病情控制最有利。除在家进行自我血糖监测外，定期在医院进行糖化血红蛋白检测也很重要。

什么是糖化血红蛋白（HbA_{1c}）

★ 是葡萄糖与红细胞内的血红蛋白结合形成的稳定产物，其占血红蛋白的比例与血糖浓度成正比。

★ 其浓度可反映近 2 ~ 3 个月的血糖平均水平，是目前公认评价血糖控制水平的检测指标。

★ 血糖未达标或治疗方案调整后每 3 个月检测 1 次；血糖达标者可每半年检测 1 次。

如果生活方式干预和目前的药物治疗仍不能很好地控制血糖，请咨询医生，调整您的治疗方案或药物剂量。

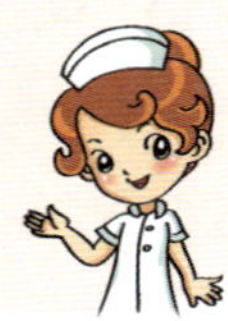

常见的血糖监测误区

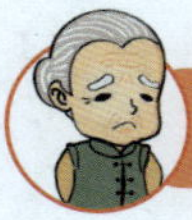

误区 1　感觉不舒服时才监测血糖

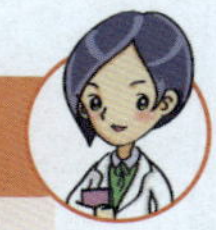

专家意见

引起血糖波动的因素很多，如饮食、运动、情绪、睡眠及服药等，在感觉不舒服时才监测血糖，将无法判断造成血糖波动的主要原因，源头问题无法解决，血糖势必难以达标。

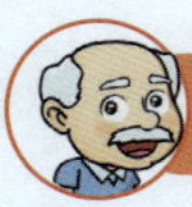

误区 2　只要感觉好，医生不必找

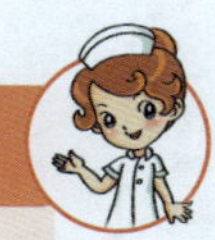

专家意见

感觉良好不代表血糖控制良好。不能因为自我感觉良好，就认为一切正常，就不监测血糖、不就医。自我感觉良好时，可能血糖确实控制在正常水平，但也可能不正常，只是没有出现症状而已。其实很可能在您没有感觉的情况下，血糖波动已经使您的细胞和血管受到损伤了。

误区 3　测糖化血红蛋白没必要

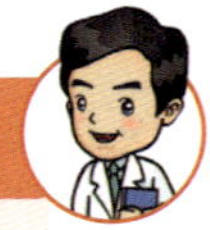

专家意见

空腹血糖和餐后血糖是反映某一具体时间的血糖值，容易受到进食和糖代谢等相关因素的影响；而糖化血红蛋白反映近 2 ~ 3 个月整体血糖控制水平，不受抽血时间、是否空腹等因素干扰。因此，目前糖化血红蛋白是国际公认的糖尿病监测的“金标准”。

误区 4　只测餐前血糖不测餐后血糖

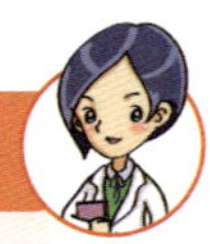

专家意见

我国 80% 以上的新诊断 2 型糖尿病患者存在餐后高血糖的情况，餐后高血糖会带来很大危害。国外研究结果显示，餐后血糖越高，患者的死亡风险越高。如：增加心脑血管疾病、视网膜病变、肾脏病变、老年糖尿病患者认知功能损害及肿瘤的风险。控制餐后血糖对糖化血红蛋白的达标至关重要。因此，要想控制好血糖，既要监测餐前血糖，更要监测餐后血糖。

监测日记——血糖监测的好帮手

您有没有这样的感觉：看医生前总觉得有很多问题要问，可一坐到诊室就不知从哪儿问起。还有些新确诊的糖尿病患者不知道自己应该多长时间进行一次相关检查，虽然医生交代过，可总是记不住。

下面介绍一个好办法：建立自己的糖尿病管理日记，拿着日记来看病，就能及时发现问题、解决问题。

后面附了3个表，请先填写个人信息表，以便医生了解您的基本情况；医院检测项目结果填写表和血糖监测表，请您参考示例填写。

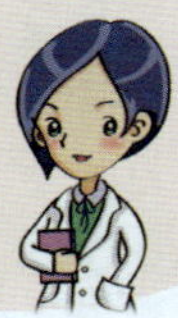

个人信息表

姓　　名：________ 性　　别：□男　　□女

出　　生：________年________月________日

地　　址：______________________________

邮　　编：________ 电　　话：____________

就诊医院：______________________________

病 历 号：______________________________

治疗药物：胰岛素：______________________

　　　　　口服药：______________________

其他疾病：高 血 压（　）心 脏 病（　）

　　　　　高脂血症（　）肾脏病变（　）

　　　　　糖尿病足（　）视网膜病变（　）

　　　　　脑血管病（　）

　　　　　及______________________________

遇紧急情况请通知

姓　　名：________ 电　　话：____________

地　　址：______________________________

● 示例

医院检测项目结果填写表（全年）			
序号	检测项目	检测频率	检测结果填写（建议在医生指导下）
1	体重和腰围	1 次 / 月	① 日期 2022.1.1 ② 体重：60 公斤
2	糖化血红蛋白（HbA_{1c}）	1 次 / 季度	① 日期 ② 检测结果
3	总胆固醇、高 / 低密度脂蛋白胆固醇、甘油三酯	1 次 / 年	① 日期 ② 检测结果

① 记录检测时间　② 记录检测结果

● 血糖监测表（监测日记）：

胰岛素或口服药剂量			自我监测：血糖							
日期	时间	治疗药物	早餐		午餐		晚餐		睡前	备注
			前	后	前	后	前	后		
星期一 ① 9 月 10 日	07:30	12 单位胰岛素	5.4 mmol/L ④		6.8 mmol/L		7.9 mmol/L ④			⑤
	11:45 ②	10 单位胰岛素 ③								
	18:45	10 单位胰岛素								

↑ 血糖监测值

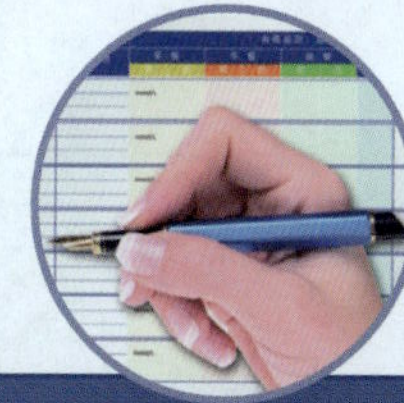

1. 记录日期
2. 记录用药时间
3. 记录用药种类和药量
4. 记录血糖监测值
5. 记录影响血糖监测数值的一切情况

医院检测项目结果填写表（全年）														
序号	检测项目	检测频率	检测结果填写（建议在医生指导下）											
1	体重和腰围	1 次 / 月												
2	血压	1 次 / 月												
3	尿常规	1 次 / 月												
4	糖化血红蛋白（HbA_{1c}）	1 次 / 季度												
5	足：足背动脉搏动，神经病变的相关检查	1 次 / 季度												
6	体重指数（BMI）	1 次 / 年												
7	总胆固醇、高 / 低密度脂蛋白胆固醇、甘油三酯	1 次 / 年												
8	尿白蛋白 / 尿肌酐 *	1 次 / 年												
9	血肌酐和 eGFR	1 次 / 年												
10	肝功能	1 次 / 年												
11	心电图	1 次 / 年												
12	眼：视力及眼底	1 次 / 年												

注：* 在条件允许的情况下进行。

血糖监测表

胰岛素或口服药剂量			自我监测：血糖							
日期	时间	治疗药物	早餐		午餐		晚餐		睡前	备注
			前	后	前	后	前	后		
星期一			mmol/L							
星期二										
星期三										

续表

胰岛素或口服药剂量			自我监测：血糖							
日期	时间	治疗药物	早餐		午餐		晚餐		睡前	备注
			前	后	前	后	前	后		
星期四										
星期五										
星期六										
星期日										

血糖仪的选择和使用

如何选择血糖仪

市场上的血糖仪种类繁多，在购买时要多打听、多比较，尽量购买质量可靠、性价比较为合理的血糖仪。另外，不同厂家的血糖试纸是互不匹配、互不通用的，故选择血糖仪时，既要考虑结果的准确性，又要考虑试纸的价格是否合适、购买是否方便。

采血时应注意什么

1. 可用温水洗手，确保完全干燥后方可采血；
2. 采血前可由指根至指尖充分按摩手指，使血流分布均匀；
3. 应尽量选取中指和无名指的指尖两侧部位进行采血；
4. 不可挤血，以免混入组织液影响血糖测量的准确性。

美食巧吃更健康

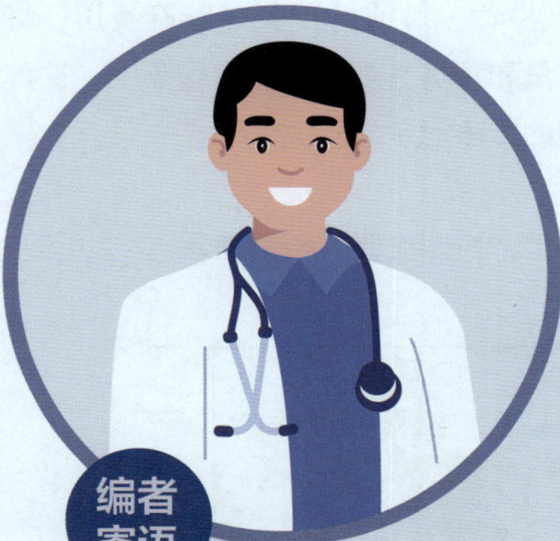

编者寄语

科学饮食是控制血糖的重要途径，并不需要饿肚子，甚至不需要放弃自己喜欢的食物，只要合理安排每日摄入食物的种类和数量，同样能享受健康美食。

科学饮食是治疗糖尿病的基础，能帮助您：

· 减轻胰岛负担，纠正代谢紊乱。

· 控制体重在合理范围内。

· 血糖达标。

本手册将告诉您该吃多少、如何搭配和怎么做的好方法。

讲原则，巧搭配

选择科学饮食并不是一件复杂的事情，下面的方法由美国糖尿病学会（ADA）推荐，目前已在美国普遍使用，将一餐中需要摄入的食物量和种类直观地展现在餐盘中。这种用餐盘限定食物摄入量的方法能帮您：

控制血糖，控制体重，控制血脂，控制血压。

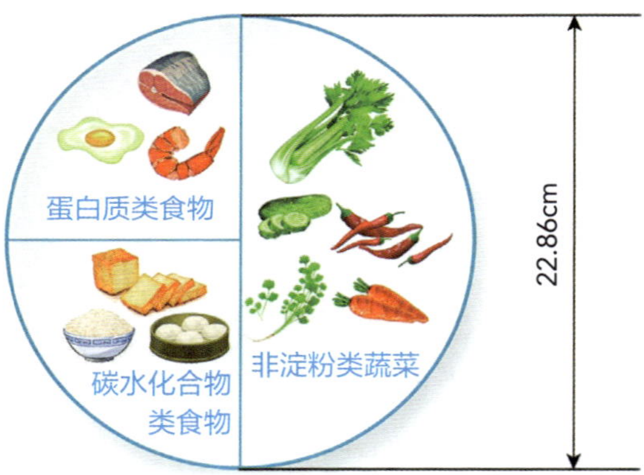

首先你需要准备一个直径9英寸（22.86厘米）的盘子。想象一下，在盘子上画两条线，把它分成三个部分：一半填满非淀粉类蔬菜，如胡萝卜、黄瓜、番茄、芹菜等；四分之一填满蛋白质类食物，如鸡肉、瘦猪肉、鸡蛋、鱼及豆类等；最后四分之一填满碳水化合物类食物，如谷物类、淀粉类蔬菜（南瓜、土豆、山药等）等。

● 科学饮食的原则

· 控制总热量，保持理想体重。

· 均衡营养，掌握粗细搭配。

· 合理安排食物重量，定时定量进餐。

· 少食多餐，一日 3 ~ 6 餐。

· 高膳食纤维饮食，帮助减肥和通便。

· 饮食清淡，低脂少油，少糖少盐。

· 限制饮酒，坚决戒烟。

如果通过科学的生活方式干预仍无法控制好血糖，需要咨询医生，选择合适的药物，包括起始胰岛素治疗。

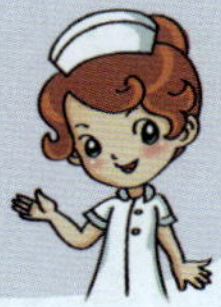

饮食计算三“步”曲

● 第一步：确定每日饮食总热量

热量是您吃进体内的食物，经转换变成身体所需的能量。正确地摄入热量 = 参照身体消耗的热量 ≠ 吃得过饱或忍饥挨饿。

1. 每日所需热量与理想体重相关

首先算出您的理想体重：

男性理想体重（kg）= 身高（cm）－ 105

女性理想体重（kg）= 身高（cm）－ 105

然后判定体重是否正常（如下表）。

理想体重计算公式

计算公式	参照数值	体重评价
$\frac{\text{目前体重}-\text{理想体重}}{\text{理想体重}}\times 100\%$	≥ 20%	肥胖
	≥ 10%	超重
	± 10%	正常体重
	≤ −10%	偏瘦
	≤ −20%	消瘦

2. 每日所需热量还与活动强度相关

活动强度不同，身体所需热量也不同。

每日每公斤理想体重所需热量表

劳动强度	每日每公斤理想体重所需热量（千卡）		
	消瘦	正常	肥胖
卧床休息	25 ~ 30	20 ~ 25	15 ~ 20
轻体力：办公室职员 教师 退休人员 售货员等	35	25 ~ 30	20 ~ 25
中体力：学生 体育教师 司机 外科医生等	40	30 ~ 35	30
重体力：干农活的农民 建筑工 搬运工等	45 ~ 50	40	35

3. 每日合适的摄入总热量

每日所需总热量 = 理想体重 * × 每日每公斤理想体重所需热量▲

* 参考第 1 步计算公式

▲参考每日每公斤理想体重所需热量表选择合适参数

第二步：计算每日所需食物交换份

1. 什么是食物交换份

有什么好方法能直观衡量看不见的热量？

食物交换份是一种常用的衡量热量大小的单位，通常约定每 1 个食物交换份产生 90 千卡热量。

2. 每日所需交换份数

每日所需交换份数 = 总热量 ÷ 90

3. 食物交换份说明

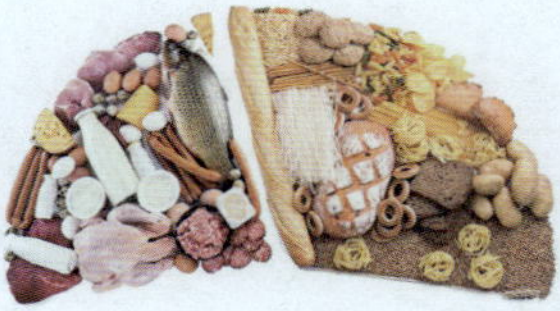

一份不同类食物交换份所提供的热量是相同的。同类食物在一定重量内所含的蛋白质、脂肪、碳水化合物和热量相近。

不同类食物不能互换，同类食物可以互换。

第三步：均衡营养，三餐巧搭配

以上内容帮您解决了饮食分量问题，要想达到“优质”，还需均衡营养，并合理分配一日三餐。

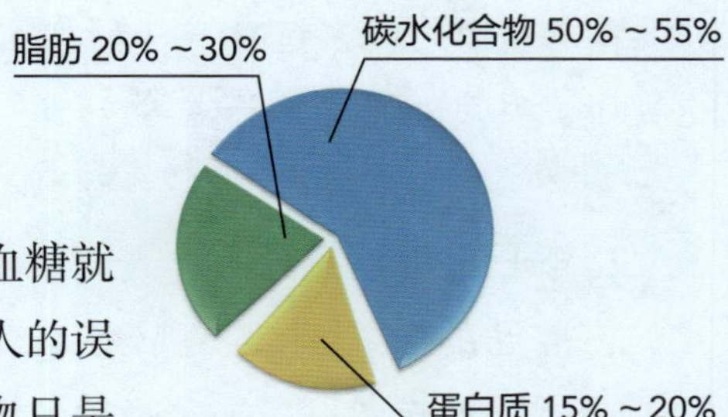

1. 均衡营养

碳水化合物　糖类

“如果不吃主食，血糖就不会升高”，这是很多人的误解。其实，碳水化合物只是比蛋白质和脂肪更容易引起血糖升高，并不代表蛋白质和脂肪就不会导致血糖升高。所以您可以选择各种碳水化合物类食物，但分量不要太多。

蛋白质

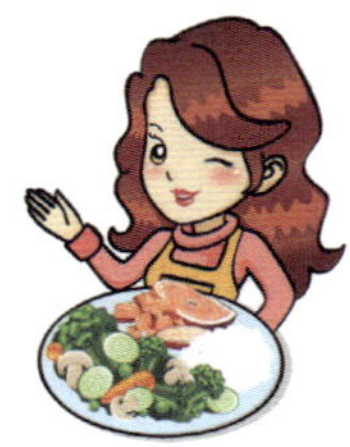

虽然蛋白质有较好的饱腹感，不容易引起血糖升高，但目前不建议糖尿病患者每日的蛋白质摄入量超过总能量的 20%，有糖尿病肾病的患者要适当减少蛋白质摄入。

脂肪

脂肪是产生热量最高的营养素。在家有什么好办法控制脂肪摄入呢?

可用带刻度的透明小量杯量取 10 毫升油或者用普通汤匙装 1 勺油做一道菜，每人每日的用油量最好不超过 25 毫升。

膳食纤维

膳食纤维能延缓食物中糖的吸收，保持大便通畅并减少饥饿感，所以可以多选择一些富含膳食纤维的食物，如蔬菜的茎叶、粗粮、燕麦、荞麦等。

2. 一日三餐巧搭配

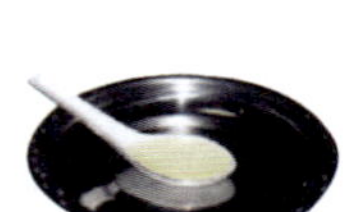

最常见的分配方案是早餐 1/5、午餐 2/5、晚餐 2/5 或者早、午、晚餐各占 1/3。

如果选择少食多餐的方案，可以在两餐之间和睡前加餐，加餐的热量从下一餐中扣除。

实践经验共分享——计算举例

您是不是已经学会如何计算每日所需的总热量、食物交换份，搭配各种营养素，并合理分配一日三餐了？如果还想让自己获得更多喜悦，应该多和家人及朋友交流，并为他们设计科学饮食方案。下面就试试吧！

病友王阿姨，目前体重 80 公斤，身高 170 厘米，退休在家，活动量偏少。

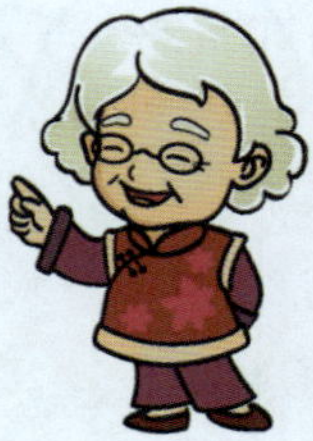

第 1 步：确定每日饮食总热量

1. 评价体重情况

理想体重为：170（厘米）−105 = 65（公斤），判定体重是否正常：（80 − 65）÷ 65 × 100% = 23%，已超过理想体重的 20%，属于肥胖体型。

2. 每日总热量

王阿姨每日每公斤体重的热量宜为 20 ~ 25 千卡，总热量为：65 公斤 ×（20 ~ 25 千卡）= 1 300 ~ 1 625 千卡。

第 2 步：计算每日所需食物交换份

（1 300 ~ 1 625 千卡）÷ 90 千卡 = 14 ~ 18 份，可选择 16 份。如果体重降到正常，可以选择 18 份。

第 3 步：均衡营养，三餐巧搭配

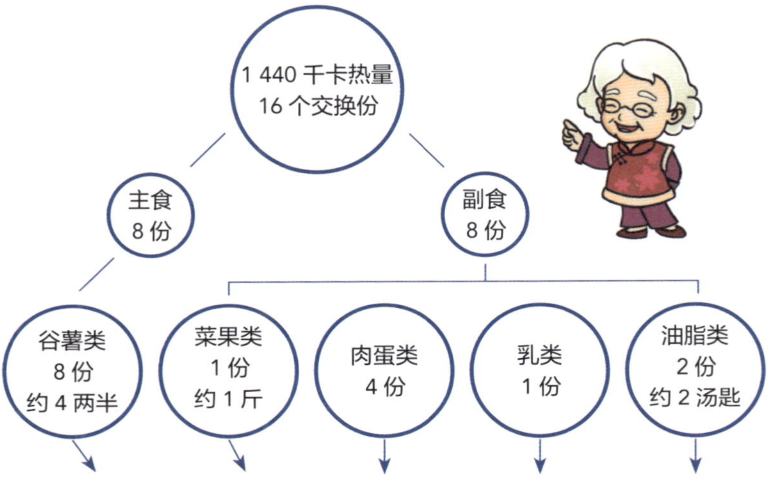

早餐	1 份（咸面包 35 克）	0 份	1 份（鸡蛋 1 个）	1 份（鲜牛奶 1 袋）	0 份
中餐	3 份（生米 1 两半）	0.5 份（胡萝卜 2 两）	1.5 份（瘦牛肉 1 两半）	0 份	1 份（豆油 1 汤匙）
加餐	1 份（苏打饼干 25 克）	0 份	0 份	0 份	0 份
晚餐	3 份（窝头 2 两）	0.5 份（豇豆 2 两半）	1.5 份（对虾 2 两半）	0 份	1 份（花生油 1 汤匙）

初学者建议听从医生指导或寻求有经验的病友咨询帮助。

增加饱腹感的小窍门

刚开始我很不习惯这种饮食搭配，总感觉没吃饱，热心的病友告诉我以下小窍门来增加饱腹感。

1. 餐前饮用一杯白水。

2. 用餐时，先吃蔬菜，然后再开始吃主食和鱼肉类。

3. 用餐过程至少持续20分钟，时刻提醒自己细嚼慢咽，充分体会食物的味道。

4. 餐中根据需要可增加饮水量。

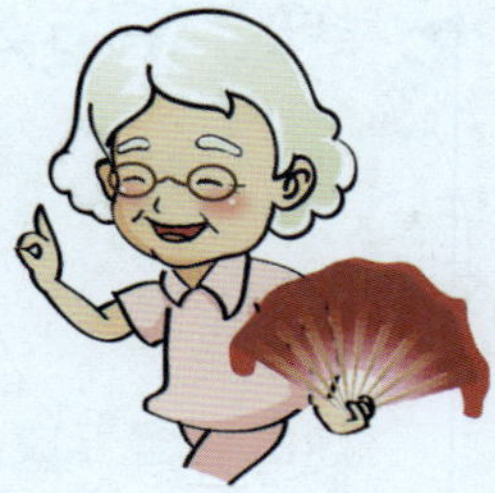

5. 餐后使自己尽快将注意力转到别处，如出门散步，与家人聊天等。

坚持1～2周后，我感觉这种饮食习惯也不错，当体重逐渐降到正常后，更觉得走路、爬楼都好轻松。

外出用餐巧控制

1. 外出用餐尽量不吃自助餐。

2. 外出用餐通常菜的用油量大，可让服务员单独准备个装热水的小碗，吃菜前用水涮涮，可防止摄入过多脂肪。

3. 如果吃不完，可打包带回家，而不要继续吃。

4. 如果爱吃土豆、红薯、山药等淀粉含量高的食物，通常不要超过拳头大小，并从主食中减去相应的量。

5. 如果您使用胰岛素，短效胰岛素需要在用餐前30分钟注射；如果您使用胰岛素类似物，速效胰岛素类似物可在用餐前即刻注射，用餐时间更加灵活方便。

我会用标准餐盘用餐，这样能合理安排各类营养物质的摄入。

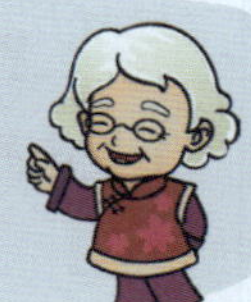

防误区，多注意

您的烹调方法正确吗

推荐的烹调方法：

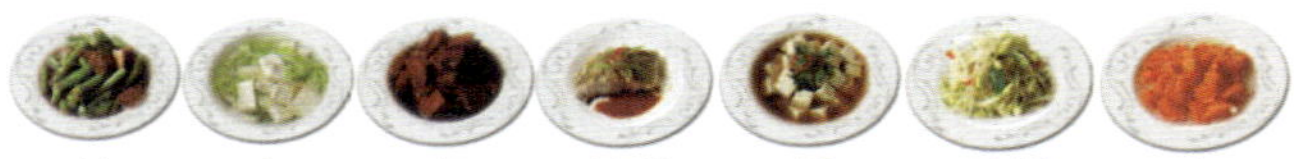

炖　煮　煲　清蒸　烩　凉拌　氽

理由：营养成分损失少；不增加脂肪；容易消化吸收；清淡爽口。

不推荐的烹调方法：

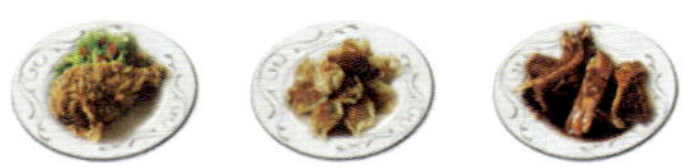

炸　煎　过油红烧

理由：对蛋白质、维生素破坏多；肉中脂肪过度氧化，可产生致癌物；增加脂肪量和热量。

您会选择调味品吗

1. 食盐量每日不超过 5 克，约为矿泉水瓶 1 瓶盖，伴有高血压的“糖友”应尽量减少用量。别忽视了酱油、调味酱、腌制品、味精等食物中的含盐量。

2. 有些调味品的热量很高，如辣酱、甜面酱、麻酱等，用醋、柠檬汁替代将是个不错的选择。

您的加餐或零食健康吗

1. **推荐食物**　西红柿、黄瓜、苹果、梨、无糖酸奶、牛奶、蚕豆、青豆。

2. **不推荐食物**　薯片、点心、瓜子。

● 您知道该喝什么吗

推荐：温水每日 6 ~ 8 杯，等于 1 200 ~ 1 500 毫升。

限制：女性一天饮酒的酒精量不超过 15g，男性不超过 25g（15g 酒精相当于 350ml 啤酒、150ml 葡萄酒或 45ml 蒸馏酒），每周不超过 2 次。

注意：避免空腹饮酒。

不推荐：含糖饮料，如汽水、果汁饮料等。

● 您开始戒烟了吗

戒烟对控制糖尿病有益，还是越早行动越好。

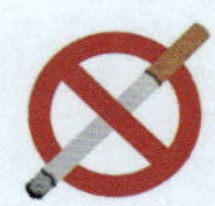

如果生活方式干预和您目前的药物治疗仍不能很好地控制血糖，请咨询医生，调整您的治疗方案或药物剂量。

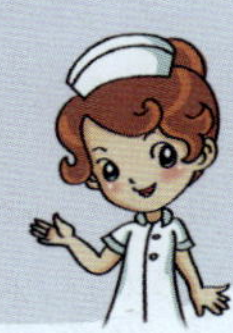

● 误区揭秘

1. 糖尿病患者不能吃水果？

答案：当我们的血糖控制比较理想后，可以参考下面的表格选择水果。

分类	水果种类	含糖量（每 2 两水果）	热量（每 2 两水果）
适宜食用	梨 黄瓜 柠檬 李子 苹果 草莓 枇杷 西瓜 猕猴桃等	< 10 克	20 ~ 40 千卡

续表

分类	水果种类	含糖量（每2两水果）	热量（每2两水果）
谨慎食用	香蕉 山楂 鲜枣 海棠 荔枝 杧果 甜瓜 橘子 桃杏等	10～20克	50～90千卡
不宜食用	干枣 红枣 蜜枣 柿饼 杏干 桂圆 果脯 葡萄干等	＞20克	100千卡

2. 糖尿病患者不能喝粥?

答案：可以喝粥。只不过需要减少大米的分量，加一些杂粮和青菜，如小米、燕麦、菜叶等。另外：熬粥时间不要过长，在粥变稠前喝，这样不会引起血糖迅速升高。

3. 无糖食品可以随便吃?

答案：虽然无糖食品用甜味剂取代蔗糖、果糖等作为添加剂，如无糖月饼，但它仍然含有较多的碳水化合物，我们最好选择一小块品尝。

四季食谱推荐（以东北地区为例）

以东北地区春季食谱示例#

春季食谱	
早餐	锅贴(玉米面20克,面粉40克) 煮鸡蛋(鸡蛋50克) 无糖豆浆(300毫升) 萝卜蘸酱(白萝卜50克)

续表

春季食谱	
中餐	杂粮饭(大米 50 克,藜麦 10 克,玉米糁 10 克) 芹菜炒肉(芹菜 50 克,猪肉 20 克) 鸡片炒油菜(鸡胸肉 20 克,油菜 50 克) 红菜汤(圆白菜 50 克,西红柿 50 克,土豆 20 克,牛肉 30 克)
加餐	苹果(100 克)
晚餐	二米饭(大米 50 克,小米 50 克) 藿香鱼(藿香*3 克,白鲢 30 克) 杏鲍菇蒜苗炒肉(杏鲍菇 15 克,蒜苗 50 克,牛肉 20 克) 油豆角炖肉(油豆角 50 克,牛肉 20 克)
油、盐	全天总用量:植物油 25 克,盐 4 克
提示: 1. 本食谱可提供能量 1 600 ~ 2 000 千卡。蛋白质 63 ~ 96 克,碳水化合物 231 ~ 264 克及脂肪 53 ~ 61 克;宏量营养素占总能量比例为:蛋白质 15% ~ 20%,碳水化合物 45% ~ 60%,脂肪 20% ~ 35%。 2. * 为食谱中用到的食药物质。	

注:# 参考《成人糖尿病食养指南(2023 年版)》,国家卫生健康委办公厅发布。

	早餐	午餐	晚餐
星期一	鲜牛奶 1 袋 拌芹菜熏干 煮鸡蛋 1 个 无糖发糕半两	氽鸡丸黄瓜片 酸菜三丝魔芋 椒盐圆白菜丝 米饭 2 两	红烧牛肉海带 香菇笋片油菜 西红柿鸡蛋汤 千层饼 2 两

	早餐	午餐	晚餐
星期二	玉米粥 1 碗 肉松 15 克 拌豇豆 无糖点心半两	红烧鳝段 黄瓜拌豆腐丝 醋溜大白菜 面条 2 两	红焖羊肉 韭菜豆芽 丝瓜汤 米饭 2 两

	早餐	午餐	晚餐
星期三	鲜豆浆 1 碗 （300 毫升） 豆丝拌圆白菜 小笼包 1 两	猪肝炒青椒 小萝卜烧青蒜 香菜拌豆腐 米饭 2 两	虾米冬瓜 蒜蓉油菜 肉末榨菜汤 馒头 2 两

	早餐	午餐	晚餐
星期四	无糖奶粉 20 克 蒸鸡蛋羹 1 个 （香油少许） 全麦面包 1 两	红烧草鱼 雪菜豆腐 素烧茄子 发面饼 2 两	红烧兔肉白萝卜 海米芹菜 口蘑冬瓜 米饭 2 两

	早餐	午餐	晚餐
星期五	茶叶蛋 1 个 拌芹菜丝腐竹 白米绿豆粥 1 两	肉炒青笋丝 香菇菜心 清炒虾仁黄瓜 米饭 2 两	羊肉汆冬瓜 拌海蜇黄瓜丝 素三鲜水饺 2 两 （12 ~ 14 个）

	早餐	午餐	晚餐
星期六	牛奶 1 袋 燕麦片半两 拌黄瓜 花卷半两	酸菜冻豆腐 清炒莴苣丝 盐水大虾 麻酱咸花卷 2 两	酱爆牛蛙 西红柿圆白菜 鸡丝炒豆芽 米饭 2 两

	早餐	午餐	晚餐
星期日	鲜豆浆 1 碗 （300 毫升） 咸鸭蛋 1 个 泡菜少许 小烧饼 1 两	酸菜鱼 西芹百合 米饭 2 两	葱烧海参 炒红白萝卜条 猪肉白菜水饺 2 两（12 ~ 14 个）

注：以上菜谱每日提供热量约 1 600 千卡，如需其他热量的菜谱，请咨询医生进行具体调整。

合理运动身体棒

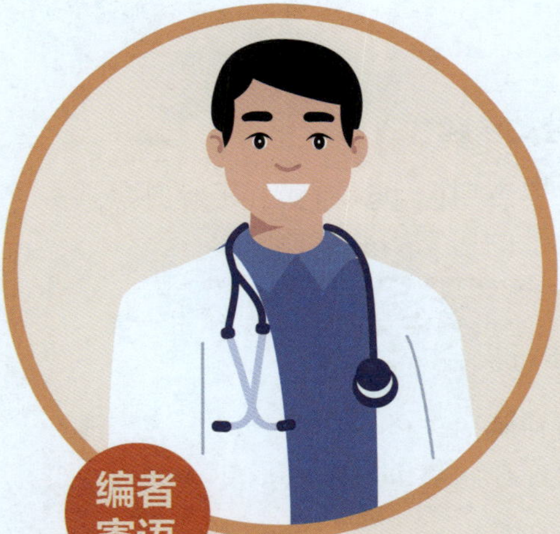

编者寄语

如果注定要和糖尿病同行，我们可以选择一种丰富多彩的生活。运动不是健康群体的专利，也并非只有大汗淋漓才算运动，适合我们的运动项目其实有很多。

持之以恒的运动可以帮助您

· 控制血糖。

· 减轻体重，降低胰岛素抵抗。

· 改善血脂水平，增强心血管功能。

本手册将告诉您怎样开始运动、如何选择运动项目和安全运动的方法。

轻轻松松动起来

生活中，运动无处不在

其实，开始运动很简单……

1. 在家——体会劳动乐趣

· 避免长时间坐在电视前。

· 经常走动，将散乱的居家用品整理好。

2. 外出——增加步行机会

· 能步行或骑行，就少乘坐交通工具。

· 如果开车就将车停在较远的停车场。

3. 工作——避免久坐不动

· 使用小杯子，经常到茶水间打水喝。

· 如果和同事沟通，少用电话，直接走到对方面前。

· 尽量减少乘电梯的次数，多走楼梯增加运动量。

如果您不喜欢洗衣、做饭这类家务活儿，可以选择扫地、拖地、擦桌子等简单的劳动。

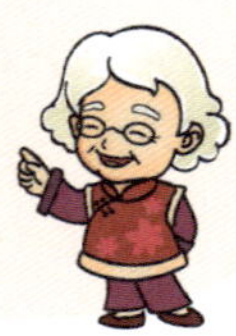

坚持运动靠培养

如果您已经开始动起来，身体也会慢慢开始适应运动，选择循序渐进的方法，逐渐将一种或者多种运动方式培养成自己的生活习惯，运动对于您来说就不再困难。

· 运动持续时间：从每次 5 分钟逐渐增加到 30 分钟。

· 每周运动次数：从 1 次逐渐增加到 5 次，之后坚持每周至少运动 5 次。

经过几个月的培养，您的运动时间可以逐步达到每周至少 150 分钟，如一周运动 5 天，则每天 30 分钟。

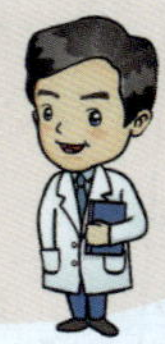

运动项目选择多

不同强度运动消耗热量举例

运动种类	举例	持续时间	消耗热量
最低强度运动	散步 购物 做家务 打太极	30 分钟	90 千卡
低强度运动	跳交谊舞 做体操 平地骑车 打台球	20 分钟	90 千卡
中强度运动	爬山 打羽毛球 慢跑 上楼梯	10 分钟	90 千卡
高强度运动	跳绳 游泳 举重 打篮球	5 分钟	90 千卡

对于刚开始运动的患者，可以从低强度运动开始，结合个人喜好选择运动项目，当身体逐步适应一定强度的运动后，再选择中、高强度的运动。

在消耗相同热量的前提下，选择运动强度越低的项目，需要持续运动的时间就越长。

是不是高强度的运动比低强度的运动要更好

高强度的运动往往是无氧运动，需量力而行。无氧运动可增加局部肌肉强度，但不能有效刺激心肺功能，适合年轻、体力好且无糖尿病并发症的患者，如百米赛跑、撑竿跳、摔跤、拔河。

中老年糖尿病患者最好选择有节奏、持续时间较长的有氧运动，能带动全身新陈代谢、帮助消耗葡萄糖、促进心肺功能，如慢跑、骑自行车、跳舞、打太极拳、散步。

和大家一起听着喜欢的音乐，跟着节奏跳舞，我感觉非常有趣，每次能跳 20 ~ 30 分钟。

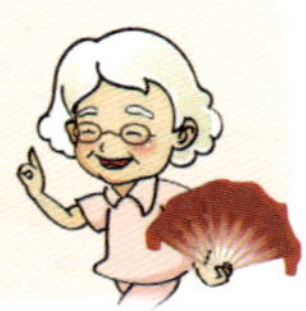

运动方法有讲究

运动时间有窍门

· 时间应相对固定。

宜排在餐后，利于血糖控制的稳定。

· 餐后 0.5 ~ 1 小时开始。

因为此时血糖较高，运动时不易发生低血糖。

切记！千万不可空腹运动！

中等运动强度有标准

1. 用心率、脉搏判断运动强度

简易的方法：运动时保持脉搏（次 /min）< 170 − 年龄，如 50 岁的糖尿病病友，运动时脉搏应保持在 120 次 /min 以下比较合适。

安全的运动强度应该是最大运动强度的 50% ~ 70%，最大运动强度的脉搏（次 /min）= 200 − 年龄。

2. 如何用自身感觉来判断运动强度是否合适

当感觉周身发热、出汗，但不是大汗淋漓；或气喘吁吁，但能说话、不能唱歌，此时运动强度是比较合适的。

运动准备不能少

1. 必要的检测不能少

· 运动前测血糖，当空腹血糖 > 16.7mmol/L 时不可运动；血糖低于 4.0mmol/L 时，暂不运动。

· 运动前需注射胰岛素，宜选择腹部注射。

· 运动中出现乏力、头晕、心慌、胸闷、出虚汗等不适，应立即停止并原地休息。若休息后仍不缓解，应及时就医。

·运动结束后仔细检查双脚，若发现红肿、青紫、水疱、血疱、感染等，应及时请专业人员处理。

2. 必要的物品应携带

·穿宽松衣裤、柔软棉线袜、合脚运动鞋及必要防护用具，避免出现运动伤害。

·运动时注意饮水，如无法随身带水，可在运动前、后各喝一杯。

·随身携带应急食品，如几块糖或饼干、半瓶含糖果汁，当发生低血糖时及时服下。

·随身携带糖尿病患者信息急救卡。

3. 辅助运动勿省略

·正式运动前，先做5～10分钟低强度有氧热身运动，将肌肉伸展开，以免拉伤。避免屏气动作。

·运动即将结束时，再做5～10分钟的恢复整理运动，如弯弯腰、踢踢腿等，使心率逐渐恢复至运动前水平后再坐下休息，不要突然停止运动。

科学运动对治疗糖尿病很重要。如果科学的生活方式干预仍无法帮您控制好血糖，则需要咨询医生，选择合适的药物，包括开始胰岛素治疗。

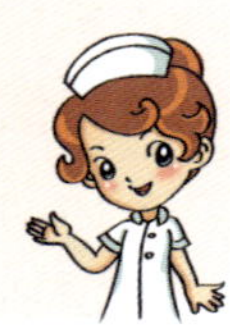

注意事项莫忽视

● 制订运动方案

在制订运动方案前应做全面的身体检查，并与您的医生共同制订适合的运动方案，或得到专业人员的认可。

● 饮食、药物调整

运动可引起食欲增加，应合理安排进食及运动时间。

运动量大或剧烈运动时，应该调整饮食及药物，以免发生低血糖。

● 运动后不宜马上洗澡

正确的方法是：运动后用毛巾将汗擦干，休息 10 ~ 20 分钟后（以脉搏恢复到接近正常为准），再洗温水澡。

● 适合运动的患者

· 病情控制稳定的 2 型糖尿病患者
· 超重 / 肥胖的 2 型糖尿病患者
· 病情稳定的 1 型糖尿病患者
· 稳定期的妊娠糖尿病患者

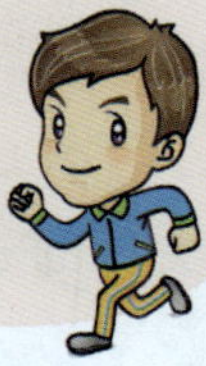

如果出现下列情况，请暂停运动

- 空腹血糖 > 16.7mmol/L。
- 反复低血糖或血糖波动较大。
- 合并各种急性感染。
- 合并糖尿病急性并发症，如糖尿病酮症酸中毒。
- 若出现糖尿病足，应避免下肢运动。
- 严重肾病。
- 增殖性糖尿病视网膜病变。
- 严重心脑血管疾病：如不稳定型心绞痛，严重心律失常、一过性脑缺血发作等。

不同并发症的运动建议

视网膜病变

可选择骑自行车、游泳、散步或快步行走等运动项目，不推荐举重。还应避免将头部低于腰部水平的运动，切忌潜水。

视力明显减退或失明者，由于丧失活动能力，应尽可能减少户外运动。一般推荐原地跑步、原地骑自行车，也可同视力好的病友或伙伴携手跑步或跳舞等。

高血压

运动强度以不使收缩压超过 180mmHg 为宜。

尽量不做举重及需要屏气的运动，避免上半身及手臂运动太剧烈，促使血压上升，故推荐下肢运动，如散步、骑自行车等。

心脏病

运动强度一般应较低，每次 20 ~ 45 分钟，最长不超过 1 小时，每周 3 ~ 4 天为宜。

选择节律比较缓慢，使上、下肢适当活动的项目，如步行、打太极拳、骑自行车。

脑血管病

合并新近发生脑血管意外并有肢体偏瘫，应先进行脑卒中常规肢体康复训练。

整个运动治疗需要在专业人员的监督下进行。

· 通常采用日常生活动作训练，其运动强度多为低强度运动。

· 体能和运动耐力有所恢复后，再根据血糖及胰岛素情况按照糖尿病的运动处方进行调整。

肾脏病变

应从低强度、低运动量开始，以中、低强度运动为主。

避免憋气动作或高强度的运动，防止血压过度升高。

注意监测血压，定期尿检。

神经病变

较适宜的运动方式为骑自行车和游泳。

假如平衡功能未受损也可进行快步行走。

穿上合适的鞋并在每次运动后仔细检查足部，可及时发现皮肤水疱或溃破。

糖尿病足

任何有足部损伤或开放性伤口的患者应仅限做无负重运动。

应穿合适的鞋子，每天检查足部有无损伤。

可以考虑进行上肢训练，改善骨骼肌质量。

常见运动项目举例

● 步行丨最低强度运动

正确姿势：抬头挺胸，手握空拳，双臂自然弯曲、摆动，肩膀向下、向后放松，足跟先着地，步幅适中舒适，步伐自然有力。

步速：以微微出汗、说话自如为宜。可将不同的步速组合起来，中间穿插一些爬坡或登台阶运动。

持续时间：一般每次 30 分钟，每天 1 次，每周至少 5 次。

运动时间：不宜过早，待太阳升起雾气散开后进行。

适宜人群：因运动强度较低，尤其适合体质较差的老年糖尿病患者。

步行 30 分钟，
大约消耗 90 千卡热量。

打太极拳 | 最低强度运动

动作要领：膝关节微屈，脚步不断缓慢移动，举止轻灵，动作和缓、连贯、协调，呼吸自然，使意识、呼吸和动作三者密切结合。

练习方法：可以单练一组或几组，也可以专练一两式如“揽雀尾”“云手”“起势”等。架势可稍高，如做“弓步”时膝关节弯曲度可略小。

注意事项：如果膝关节出现比较严重的损伤，就不太适合进行此项运动，建议做一些非承重性的运动，如游泳、骑固定自行车、坐位伸展运动等。

打太极拳 30 分钟，
大约消耗 128 千卡热量

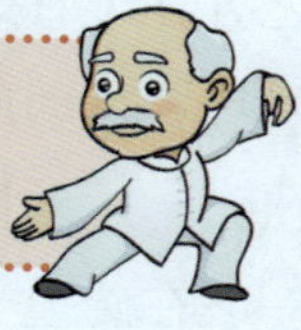

跳舞 | 低强度运动

特点：兼顾头、颈、胸、腿等部位，多以小关节、小肌肉的运动为主，使肢体的协调性和灵活性更好。

好处：在运动的同时加入音乐元素，让人心情愉快，精神放松，忽略运动疲劳；改善大脑思维，增强记忆能力，使大脑长时间保持活跃状态，有助于延缓衰老。

适宜人群：是介于步行和慢跑之间的一种体育锻炼，老少皆宜。

跳舞 20 分钟，
大约消耗 90 千卡热量

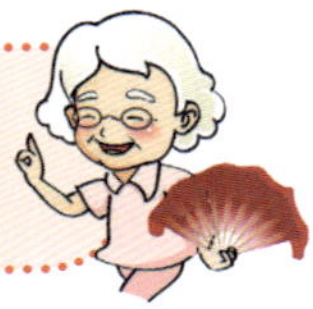

● 踢毽子｜低强度运动

特点：以下肢肌肉的协调运动为主，由髋关节、膝关节、踝关节的摆动来带动足部供血最困难的部位，尤其适合“办公室一族”。

优点：脊椎各关节一张一弛，避免椎关节僵化，增强关节稳定性，修整腰肢体态；上肢有节律地摆动，对肩周炎有较好的防治作用。

独到之处在于有效调节眼、脑神经系统。

注意事项：运动前的热身应加强关节活动，预防肌肉拉伤或关节扭伤。运动场地应平坦、无石子，不能太软，也不能过硬，一般在砖地上运动比较好，同时，场地要有一定的防滑性。

踢毽子 30 分钟，
大约消耗 150 千卡热量

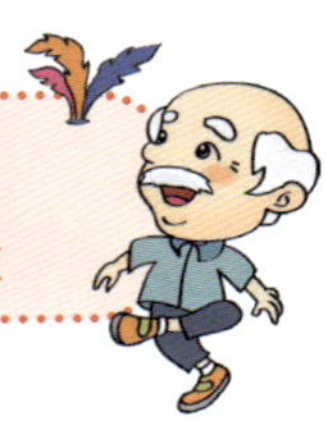

慢跑 | 中强度运动

正确的姿势：肌肉放松，两臂自由摆动，全脚掌着地，同时与呼吸节律配合。

持续时间：宜 10 分钟以上。

运动时间：最好在早上进行，应先做操，然后跑步，临睡前一般不宜跑步。

适宜人群：较年轻、身体条件好、无心血管疾病且有一定锻炼基础的糖尿病患者。

注意事项：因下肢关节受力较大，易引起膝关节和踝关节疼痛，所以慢跑时间不宜过长。

慢跑 15 分钟，
大约消耗 150 千卡热量

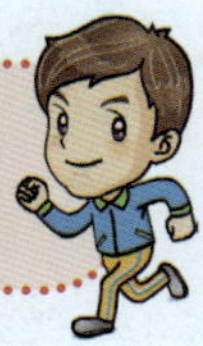

打乒乓球 | 中强度运动

特点：速度快、变化多、击球技巧性强、易于激发运动兴趣。

优点：护眼、健脑、提高协调性，讲究协作与对抗，是相对安全的球类运动。对糖尿病患者的下肢和心血管系统有益。

注意事项：检查环境，球台四周应宽敞，不要有太近的障碍物；地面要保持干燥，水渍应及时拖干，防止滑倒受伤。

掌握正确的打球方法，因腕、肘、肩部、腰部用力较大，应避免引起运动损伤。

控制运动负荷，循序渐进，避免竞技性比赛。

打乒乓球 30 分钟，
大约消耗 126 千卡热量

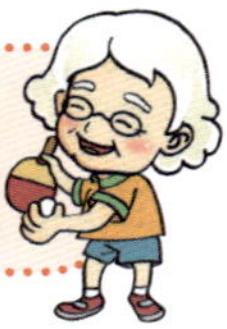

爬山｜中强度运动

特点：是一项耗氧量很大的运动。

爬山前应坚持做一段强度不大的适应性运动。

根据自身条件注意控制时间和路程，将下山时间也考虑在内，途中注意适当休息。

注意事项：运动量较大或持续时间较长时，应在运动前或运动中适当加餐。

最好有伙伴或家人同行。避开恶劣天气，不在炽热的阳光下或凛冽的寒风中爬山。

骨关节病患者不宜选择爬山，尤其上山时对膝关节的磨损很大，会造成关节伤痛。

爬山 30 分钟，
大约消耗 150～300 千卡热量

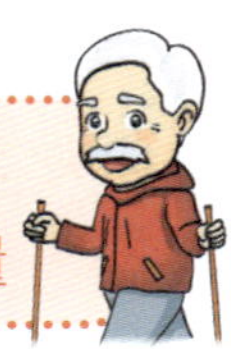

● 游泳 | 高强度运动

优点：游泳对很多糖尿病患者都很适用，尤其对于肥胖的糖尿病患者来说更是极佳的选择，既能降糖，又能减肥，可谓一举两得。

游泳时间：最佳时间是餐后半小时或 1 小时，不宜在睡前游泳或者空腹游泳，否则可能出现呕吐、胃痉挛等不适症状。

注意事项：

1. 糖尿病患者症状明显时忌游泳。

2. 注意运动量的控制，不宜过快、过猛。

3. 夏天水温比气温低，游泳者入水前要做好准备活动。

4. 应随身携带饼干等含糖食物或糖块，万一发生低血糖可及时得到缓解。

5. 身上出现皮肤损伤或溃烂的糖尿病患者不宜进行游泳锻炼，否则会造成感染。

游泳 30 分钟，
大约消耗 200 ~ 400 千卡热量

药物治疗帮您忙

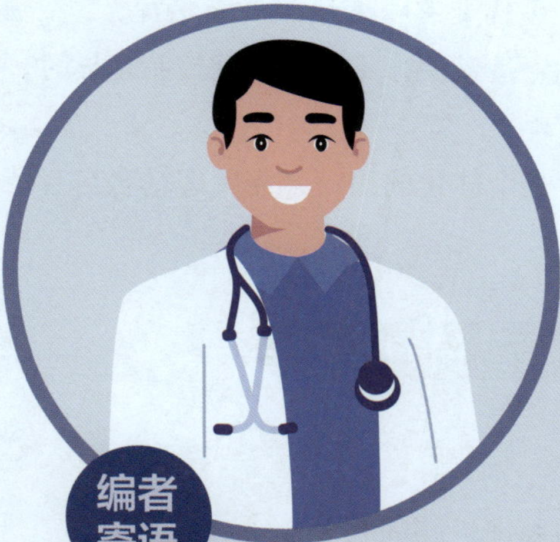

编者寄语

各种降糖药物在降糖治疗中担当了重要角色，尤其是胰岛素的选择和使用，可让您的血糖控制得更好。

正确地选择降糖药物能帮助您：

· 控制血糖，改善高血糖毒性。

· 保护心、脑、肾等重要器官。

· 延缓并发症的发生或发展，延长寿命，提高生活质量。

本手册将告诉您各类降糖药物的特点和使用注意事项。

降糖药物治疗概述

降糖药物在糖尿病的治疗中扮演着至关重要的角色，1 型糖尿病患者一经诊断就需要终身使用胰岛素治疗，2 型糖尿病患者在单纯的饮食、运动治疗不能使血糖控制达标时，需要使用降糖药物治疗。

糖尿病的降糖治疗是个体化的治疗，需要您结合自身情况、严格遵医嘱用药。

降糖药物的分类

● 口服降糖药

口服降糖药可分为以促进胰岛素分泌为主要作用机制的药物和通过其他机制降血糖的药物。

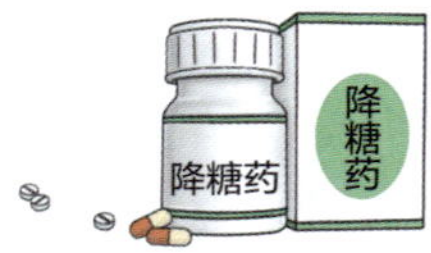

降糖药物的分类

根据作用不同分类		举例
以促进胰岛素分泌为主要作用机制	磺脲类	格列奇特、格列美脲等
	格列奈类	瑞格列奈、那格列奈等
	DPP-4 抑制剂	西格列汀、维格列汀等
通过其他机制降低血糖	双胍类	二甲双胍
	噻唑烷二酮类	罗格列酮、吡格列酮
	α - 糖苷酶抑制剂	阿卡波糖、伏格列波糖等
	SGLT2 抑制剂	恩格列净、达格列净等

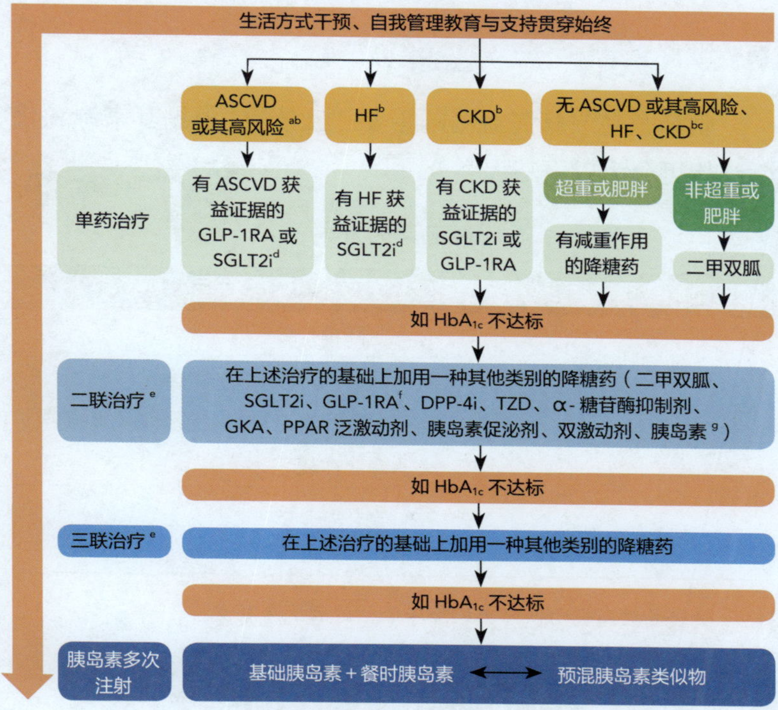

2 型糖尿病患者治疗路径图

注：ASCVD 为动脉粥样硬化性心血管疾病；HF 为心力衰竭；CKD 为慢性肾脏病；GLP-1RA 为胰高糖素样肽 -1 受体激动剂；SGLT2i 为钠 - 葡萄糖共转运蛋白 2 抑制剂；HbA_{1c} 为糖化血红蛋白；DPP-4i 为二肽基肽酶Ⅳ抑制剂；TZD 为噻唑烷二酮；GKA 为葡萄糖激酶激活剂；PPAR 为过氧化物酶体增殖物激活受体。[a] 高风险指年龄≥ 55 岁伴以下至少 2 项：肥胖、高血压、吸烟、血脂异常或白蛋白尿；[b] 如基线 HbA_{1c} 较高，可起始二联治疗，如伴显著高血糖症状或酮症，可起始胰岛素治疗；[c] 伴代谢相关脂肪性肝病者选择有肝脏和心血管获益证据的 GLP-1RA 或双激动剂；[d] 有卒中病史者选用 GLP-1RA 或吡格列酮；[e] 包括固定剂量复方制剂和基础胰岛素 /GLP-1RA 的固定比例复方制剂；[f] 包括注射制剂和口服片剂；[g] 包括基础胰岛素、基础胰岛素 /GLP-1RA 的固定比例复方制剂和双胰岛素类似物

● 胰岛素

胰岛素是治疗高血糖的重要“武器”，根据其来源和化学结构可分为以下三大类。

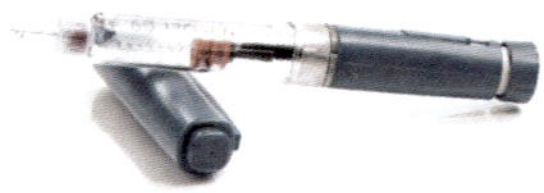

胰岛素的分类

根据来源和化学结构分类	具体特点
动物胰岛素	1. 有一定降糖疗效
	2. 安全性*和灵活方便性较差
人胰岛素	1. 降糖疗效和安全性*均强于动物胰岛素
	2. 灵活方便性较差
胰岛素类似物	1. 更灵活方便
	2. 安全性*更高

注：*安全性提高表示低血糖风险降低，过敏反应减少。

口服降糖药的特点

● 二甲双胍

降糖效果：降低糖化血红蛋白 1.0% ~ 1.5%，并可减轻体重。

2 型糖尿病一线用药和联合用药的基础用药。

常见不良反应：胃肠道反应，如厌食、恶心、腹痛等。

禁忌证：禁用于严重肝功能不全、严重感染、缺氧或接受大手术的患者。估算的肾小球滤过率（eGFR）$\geqslant 30ml \cdot min^{-1} \cdot (1.73m^2)^{-1}$ 的患者，二甲双胍可以安全使用。造影检查如使用碘化对比剂时，检查当日停用二甲双胍，在检查完至少 48h 且复查肾功能无变化后可继续用药。

● 磺脲类药物

降糖效果：降低糖化血红蛋白 1.0% ~ 1.5%。

常见不良反应：使用不当可导致低血糖，还可引起体重增加。

● 噻唑烷二酮类药物

降糖效果：降低糖化血红蛋白 0.7% ~ 1.0%。

常见不良反应：水肿和体重增加。

禁忌证：心力衰竭、活动性肝病，或转氨酶升高、超过正常上限 2.5 倍及严重骨质疏松和有骨折病史的患者应禁用本类药物。

● 格列奈类药物

降糖效果：降低糖化血红蛋白 0.5% ~ 1.5%。瑞格列奈常与二甲双胍合用，较瑞格列奈单用，可更显著地降糖，但导致低血糖风险增加。

常见不良反应：低血糖和体重增加，但低血糖的发生频率和程度较磺脲类轻。

● α－糖苷酶抑制剂

降糖效果：可降低糖化血红蛋白 0.5%。

适合以碳水化合物为主要食物的餐后血糖升高者。

常见不良反应：胃肠道反应（腹胀、排气等）。

DPP-4 抑制剂

降糖效果：可降低糖化血红蛋白 0.4% ~ 0.9%。

常见不良反应：中度或轻度体重增加。

SGLT2 抑制剂

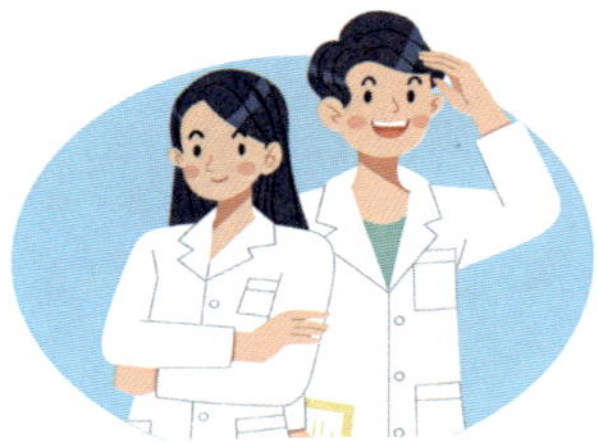

降糖效果：可降低糖化血红蛋白 0.5% ~ 1.2%。

减轻体重 0.6 ~ 3.0 千克，降低收缩压 3 ~ 5mmHg。

常见不良反应：生殖系统感染。

禁忌证：不建议在重度肾功能不全患者中使用。

胰高血糖素样肽 -1（GLP-1）受体激动剂

降糖效果：可有效降低血糖，能部分恢复胰岛 β 细胞功能，降低体重，改善血脂及降低血压。GLP-1 受体激动剂可单独使用或与其他降糖药物联合使用。

对全身具有多重积极作用；显著降低体重，改善血脂和血压。

常见不良反应：胃肠道症状，如恶心、呕吐等，主要见于初始治疗时，不良反应可随治疗时间延长逐渐减轻。

如果生活方式干预结合您目前的药物治疗仍不能很好地控制血糖，请咨询医生，调整您的治疗方案或药物剂量。

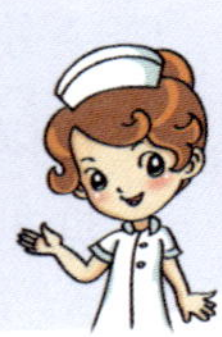

胰岛素的发现与发展历程

口服降糖药是通过增加体内胰岛素分泌或增强胰岛素作用等多种机制来降低血糖的。当口服降糖药不能满足需求时，需及时补充外源性胰岛素，以帮助血糖达标，预防或延缓并发症的发生或发展。胰岛素是最有效的降糖药物之一，而不是药物治疗的最后选择。

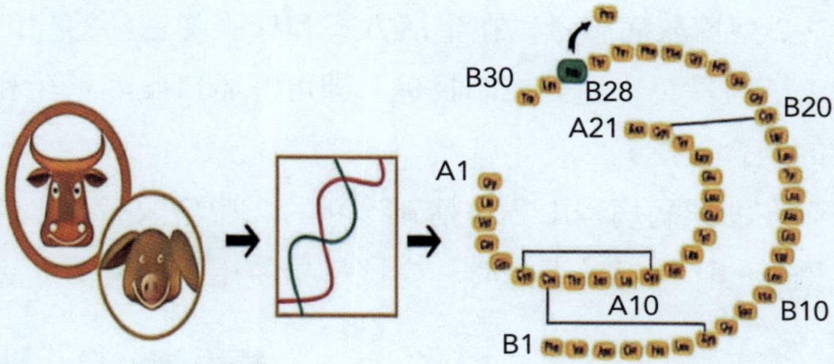

动物胰岛素	人胰岛素	胰岛素类似物
容易发生免疫反应，注射部位皮下脂肪萎缩或增生，并且由于其免疫原性高容易反复发生高血糖和低血糖，容易出现胰岛素抵抗。	有较高的夜间低血糖风险。	通过对人胰岛素肽链进行修饰合成
便宜	人胰岛素的稳定性较高，副作用较少	作用时间更符合生理性胰岛素分泌，更安全，更方便

胰岛素的发现与发展

开始胰岛素治疗的时机

何时开始胰岛素治疗

· 所有 1 型糖尿病患者，因自身胰岛 β 细胞功能绝大部分，甚至全部丧失，需要使用胰岛素终身治疗。

· 新诊断 2 型糖尿病患者，如有明显的高血糖症状、酮症或糖尿病酮症酸中毒，首选胰岛素治疗。

· 如新诊断糖尿病患者分型困难，与 1 型糖尿病患者难以鉴别时，可首选胰岛素治疗。

· 2 型糖尿病患者，在生活方式和口服降糖药治疗的基础上，若血糖仍未达到控制目标，即可开始口服降糖药和胰岛素的联合治疗。

· 在糖尿病病程中，包括新诊断的 2 型糖尿病，出现无明显诱因的体重显著下降时，应该尽早使用胰岛素治疗。

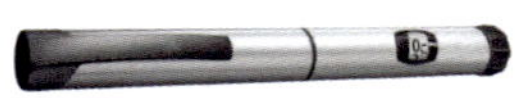

及时使用胰岛素，早获益

糖尿病虽然是一种不可根治的疾病，但能通过科学、综合的方法进行控制。

在合适的时机及时使用胰岛素，能够延缓长期高血糖状态所导致并发症的发生和发展，从而：

· 减轻并发症带来的沉重经济负担。

· 延长预期寿命。

· 改善生活质量。

糖尿病治疗的“四早”概念

实现

“早诊断、早治疗、早达标、早获益”

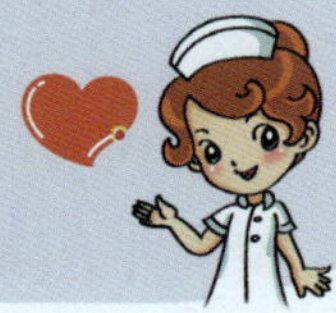

胰岛素的储存与注射技巧

● 胰岛素的储存

您应该：

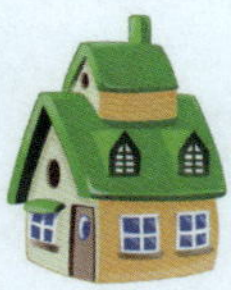

正在使用的胰岛素可在室温下保存(不超过30℃),保存时间为4周。

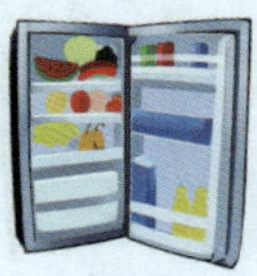

未开封的胰岛素在2～8℃的冰箱冷藏室里,不可放在冰箱门上储存,并在有效期内使用。

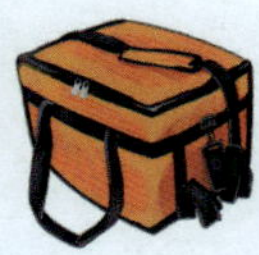

旅行时把备用的胰岛素存放在保温袋随身携带。

您不应该：

- 冷冻胰岛素。
- 将胰岛素暴露在阳光直射的地方，比如窗台上。
- 将胰岛素放在热的地方，比如散热器上。
- 使用有硬块或变色的胰岛素。
- 使用已过保质期的胰岛素。

胰岛素注射部位的选择

人体适合皮下注射胰岛素的部位是腹部、大腿前侧及外侧、臀部外上侧以及上臂外侧，正确的注射部位如下图所示。

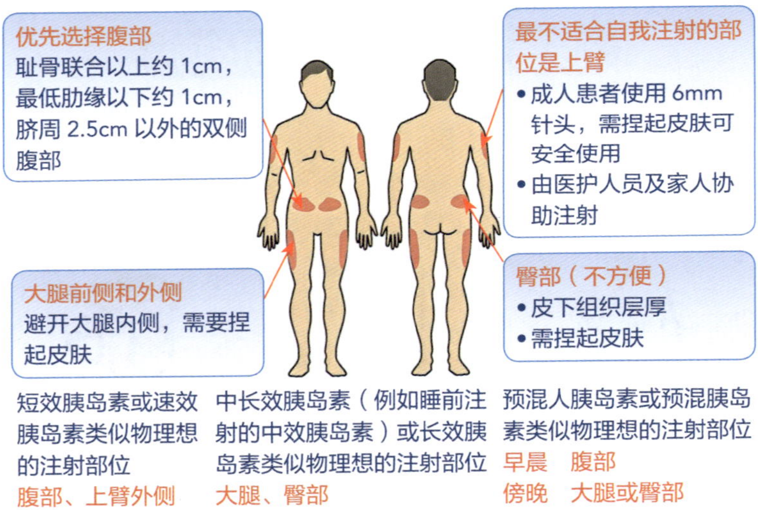

常用胰岛素注射部位

胰岛素注射部位的轮换

您需要经常更换注射部位，注射部位的轮换能避免在同一部位重复注射时所引起的创伤。

可以将腹部注射部位分成 4 个象限，大腿或臀部注射部位等分为 2 个象限，每周在其中一个象限进行注射，按顺时针方向轮换。

在任何部位注射时，与上次注射点距离在 1 厘米以上。

注射前应观察：确保无破损、红肿、皮下硬结、瘢痕组织增生，方可注射。

将腹部注射部位分成 4 个象限

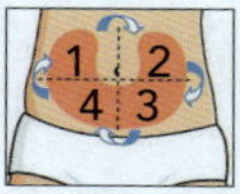

大腿或臀部注射部位等分为 2 个象限

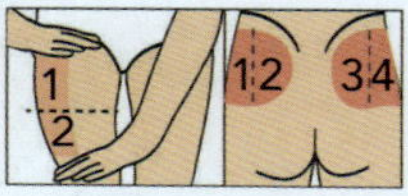

注射部位轮换方案：数字表示可供轮换的不同区域

● 胰岛素注射的角度

注射角度，即进针角度，为了避免误入肌层使低血糖风险增加，需规范进针角度。

提示

儿童和偏瘦成人需采用 45° 角度进针，正常体重和超重的成人采用 90° 角度进针。

注射前捏皮——确保胰岛素能有效注射到皮下

在选择腹部注射时，除超重和肥胖患者可直接进针外，其余均需捏皮。

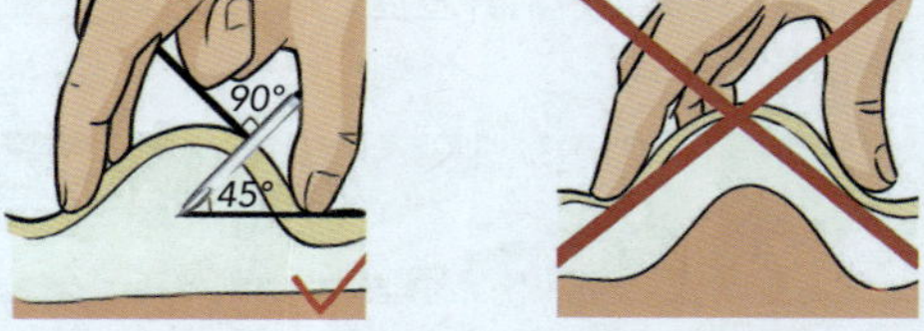

正确方法：用拇指、示指和中指捏起皮肤　　错误方法：捏起了皮肤的同时，也捏起了肌肉层

图示：正确（左）和错误（右）的捏皮方式

理想的胰岛素吸收区域

当胰岛素注射到皮下时才能确保吸收理想。

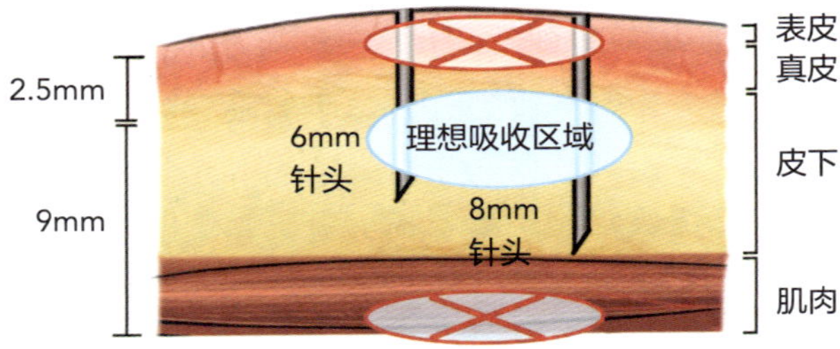

理想的胰岛素吸收区域

如何选择针头

针头可直接影响患者注射时的感受，实践证明：

· 针头越细，疼痛感越轻，出血概率越低。

· 选择 4 ~ 6mm 的针头注射更安全。

注意：针头严禁重复使用！

针头重复使用会造成针尖变形，甚至部分折断在体内，而通常用肉眼很难发现这些变化，还会增加注射疼痛和注射并发症，导致血糖控制不佳等不良后果。

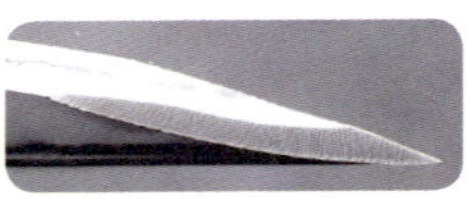

使用前

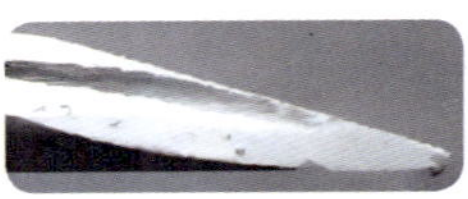

使用 1 次

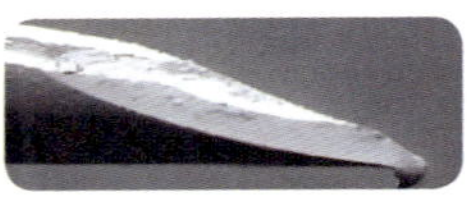

使用 2 次

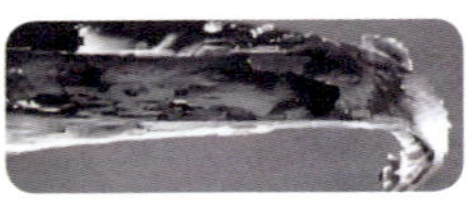

使用 6 次

针头使用情况

走出胰岛素治疗误区

打胰岛素会上瘾吗

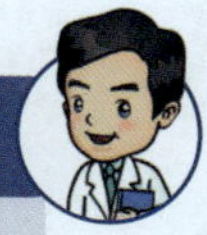

不会的

这个问题的产生源于大家对胰岛素认识的误区。胰岛素是人体胰腺自身分泌的一种蛋白质，用以维持人体正常的血糖水平，也是体内唯一一种可以直接降低血糖的激素。

实际上，每个人都离不开胰岛素，胰岛素助力将血中的葡萄糖转运到身体的细胞内提供能量，没有胰岛素机体就不能完成新陈代谢，生命就无法维系。糖尿病发展到一定程度，患者自身分泌的胰岛素不足以把血糖控制在正常范围之内，会造成高血糖毒性，这时候补充注射胰岛素进行治疗，可以帮助身体平衡体内的血糖，解除高血糖毒性，改善病情及预防并发症的发生发展，就像饿了需要吃饭，渴了需要喝水一样，即使长期注射也是病情的需要，不存在成瘾的问题。

使用胰岛素是到糖尿病晚期了吗

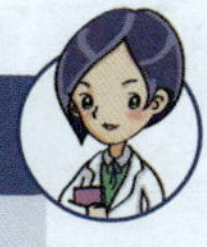

不是这样的

·病情轻重应根据血糖控制水平和并发症情况进行判断，而不是用药种类。

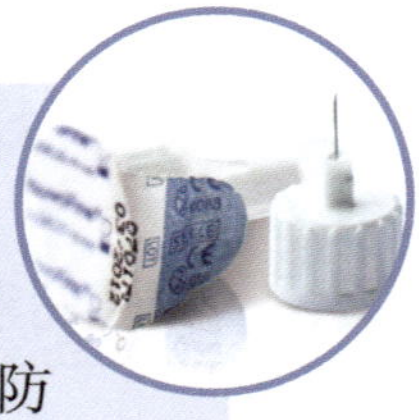

· 如果血糖长期控制不好，引起并发症的发生或发展，会导致严重健康问题。

· 胰岛素治疗有助于血糖长期达标，预防或延缓并发症的发生或发展，控制病情进展。

· 胰岛素是人体自身分泌的降糖物质，随着病程的延长，体内胰岛素分泌越来越少，因此需要从外部补充缺失的胰岛素，来帮助控制血糖，防治并发症。

使用胰岛素治疗一定会出现严重低血糖吗

这种说法是错误的

· 初始胰岛素剂量一般都很低，造成低血糖的风险会很小。

· 配合血糖监测、定时定量进餐、合理运动等方法，可以很好地避免低血糖。

· 还可选择低血糖发生风险小的胰岛素类似物。

注射胰岛素会非常疼吗

一般不会的，关键要选对注射针头

· 胰岛素注射装置专用针头比普通的注射器针头更细、更小。优质的针头上都有一层涂层，能起到润滑作用，使针头更容易刺入皮下，注射时仿若无痛。

·大多数给自己注射胰岛素的病友表示，其实给自己打针很简单，一般情况下不会感觉到疼痛。

·针头重复使用会导致疼痛，故不要重复使用针头。

·掌握注射技巧，可帮助您有效减轻注射带来的疼痛。

目前胰岛素可以口服吗

不可以的

·补充外源性的胰岛素如果口服会被胃酸破坏，无法发挥降糖作用。

·大部分情况可以选择皮下注射，或通过胰岛素泵持续皮下输注，在病情紧急时需采用静脉滴注的方式。

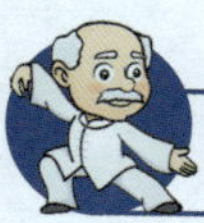

可以随意更换胰岛素产品吗

不可以的

·胰岛素是处方药，由医生根据您的病情和治疗方案来选择剂型，自行到零售药店更换品牌和剂型会对治疗产生不可预见的安全隐患，请您一定遵照医嘱，通过正规渠道购买胰岛素。

病情平稳了就可以停用胰岛素吗

即使病情平稳了，也不能擅自停药

· 到目前为止，糖尿病是不能根治的终身性疾病。

· 持续保持血糖达标，可预防或延缓并发症的发生或发展，是治疗的长期目标。

· 经过胰岛素治疗血糖稳定后，是否停用或调整胰岛素，应在保证血糖长期达标的前提下，在良好饮食、运动配合的基础上，由医生根据您的情况进行调整。

如果通过科学的生活方式干预仍无法控制好血糖，则需要咨询医生，选择合适的药物，包括开始药物治疗。

使用混悬型胰岛素，只需摇一摇就可以了

不是这样的

· 如果摇匀后药液不呈均匀雾状，或出现块状物，或有霜冻状的白色颗粒粘在瓶底或瓶壁上，则不能使用。

·不同类型的胰岛素产品摇匀方法有所不同，具体摇匀方法详见产品说明书。

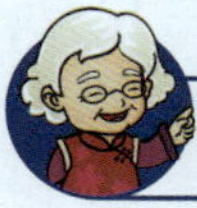

使用胰岛素笔或完成注射后经常忘卸针头

这样做是错误的

·每次注射完毕一定要记得卸下针头，盖上笔帽。

·如果不卸下针头，即使盖上笔帽，也会在笔芯和外界间建起开放通道，可导致细菌通过针管进入笔芯，增加药液污染机会，使药物失效。

温馨提示

注射胰岛素比吃口服药更贵吗

不是这样的

在糖尿病的治疗中，大约 80% 的医疗费用都用于并发症的治疗。不及时使用胰岛素，血糖长期控制不达标，并发症将在不知不觉中发生、发展，将对健康产生不良的影响，使用胰岛素治疗能够更好地实现血糖、血脂、血压的长期达标，防止或延缓并发症的发生、发展，因而可以降低糖尿病相关并发症的治疗成本，提高生活质量。

来源：《中国糖尿病患者胰岛素使用教育管理规范》

胰岛素会使体重增加吗

不一定

开始胰岛素治疗后，血糖代谢紊乱状况可以得到有效控制，随尿液丢失的能量就会减少，如果此时没有控制饮食，体重就会在短期内增加。有的病友因为害怕低血糖发生而多进食，也可导致体重增加。但我们可以通过学习交流，监测体重，调整胰岛素、饮食和运动间的平衡，或选择具有更少地增加体重作用的胰岛素，从而使体重增加的幅度减少至最小，并维持在合理范围内。

来源：《中国糖尿病患者胰岛素使用教育管理规范》

愉悦心情迎曙光

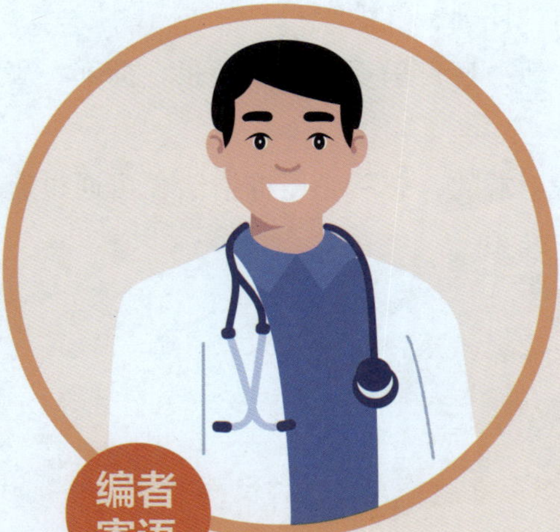

编者寄语

您并不是孤立无援的，中国目前有 1 亿多糖友和您站在一起，您的家人、朋友、医生和护士等也会一直支持和帮助您。

愉悦的心情能够帮助您：

· 积极治疗。

· 乐观生活。

· 控制病情。

本手册将告诉您在糖尿病不同阶段易产生的各种心理变化及有效的应对方法。

患糖尿病后会发生哪些心理变化

从患上糖尿病到现在，您或许经历了以下心路历程：

患病初期心理波动：怀疑、气愤等；

治疗期间的情绪波动：盲目乐观、过分紧张、抑郁、恐惧、担忧等。

这些心理变化都是正常的，您不必压抑情绪，可通过有效的心理疏导方法渡过难关。

以下是医生、病友等为您分享的成功经验。

知道自己得了糖尿病我也有过各种负面情绪。但通过心理调整、积极配合医生治疗，这么多年来我的病情控制稳定，也没有任何并发症。

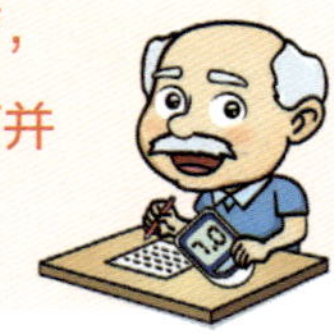

如何在患病初期接受患糖尿病这个事实

生活中，面对措手不及的问题人们很容易产生消极负面的情绪。当您被诊断为糖尿病时，您曾出现以下不良情绪吗?

怀疑病情诊断出错

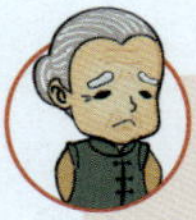

我身体一向很好，怎么可能得糖尿病？

我真的得糖尿病了吗？肯定是化验有问题，医生误诊了！

于是，您可能对结果置之不理，或者辗转于其他医院不断检查。

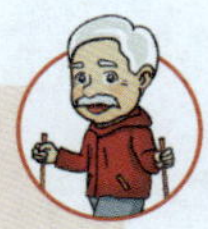

越早接受糖尿病越有利于尽早治疗，不要将宝贵的时间浪费在重复诊断上。

我这样做了，所以没有耽误治疗。

对自己得糖尿病气愤不已或埋怨自己

为什么偏偏是我得糖尿病，老天对我太不公平了！

自己太不小心了，竟然得上这病，悔恨无比呀！

于是，您可能独自生闷气，埋怨上天不公。

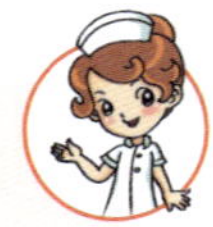

患上糖尿病不是您的错，目前糖尿病的患病率非常高，所以请别埋怨自己和他人。

如何正确应对糖尿病治疗中的不良情绪

在糖尿病治疗过程中，您也可能有过各种担忧，而正确认识糖尿病的治疗对我们合理控制血糖非常重要。

● 对治疗盲目乐观

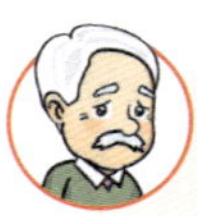

据说 ×× 药可以根治糖尿病，以后大吃大喝也不怕了。

听信“小广告”，您可能相信“游医”，认为糖尿病真的可以治愈，结果上当受骗，甚至延误治疗，后悔不已。

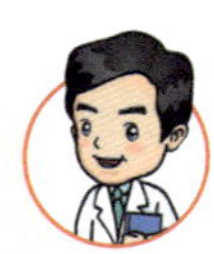

到目前为止，糖尿病是不能根治但可以控制的疾病，需要科学治疗，理性对待。

对病情过分紧张

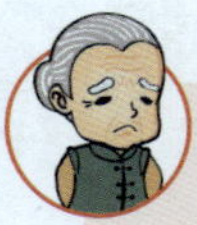

今天我多吃了一口，血糖会不会升得很高？会不会引起并发症？

于是，您可能一天给自己测十几次血糖，第二天又去医院测血糖，始终不相信自己的血糖在正常范围内。

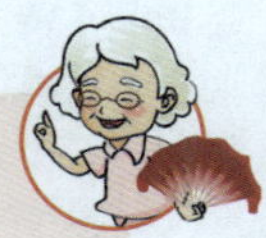

糖尿病不可怕，真正可怕的是对糖尿病的误解，这么多年来我一直在学习。

对长期治疗感到沮丧

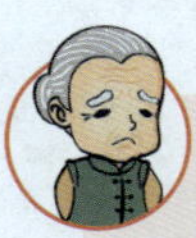

一辈子都要吃药、打针，这样的生活还有什么意义？

于是，您不愿与人沟通，对漫长治疗失去信心，感到沮丧、心情低落，产生严重抑郁情绪。

我打胰岛素十多年了，血糖一直控制得很好。我觉得打针就像吃饭、睡觉一样正常。

如果通过科学的生活方式干预仍无法控制好血糖，您需要咨询医生，选择合适的药物，包括起始胰岛素治疗。

病情控制不好时消极治疗

既然并发症都出现了，抓紧时间享受生活吧。治不治就那样了，反正也治不好了。

于是，您的病情恶化，并发症更加严重，需要的治疗费用更多，而效果也不理想。

温馨提示

在糖尿病的治疗中，会出现病情反复的情况，即使出现并发症，也不要放弃治疗。例如糖尿病肾病早期，经严格控制血糖，可以使微量蛋白尿排出减少，甚至可恢复正常。

对胰岛素注射感到恐惧

注射胰岛素太麻烦了，不仅疼，而且万一感染了怎么办?

于是您拒绝胰岛素治疗，放任高血糖毒性腐蚀您的身体和器官，直到并发症出现或者加重。

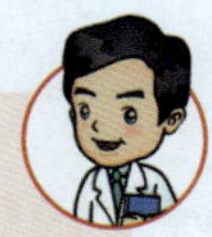

注射胰岛素其实比在医院打针要简单得多。选用优质的胰岛素注射笔和针头能帮您准确设置注射剂量，并不麻烦。目前注射胰岛素有注射笔，需要先排除空气后扎入皮下，把推杆推到需要的剂量后停留 10 秒，再拔除针头，观察注射部位是否有出血等反应，注意消毒即可。

担心使用胰岛素后引发低血糖

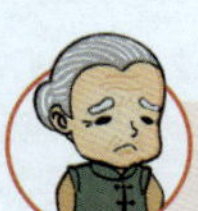

听说使用胰岛素会经常发生低血糖，出现低血糖会很危险。

于是您延迟胰岛素治疗，结果是血糖长期不达标导致并发症发生和病情加重。

温馨提示

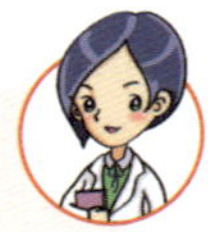

在进行胰岛素治疗时，您完全可以通过血糖监测、定时定量进餐、合理安排运动和正确使用药物来避免低血糖的发生。

● 担心长期使用胰岛素会引起体重增加

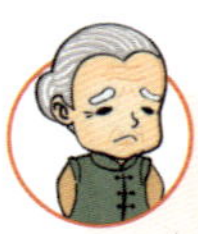

胰岛素使用时间长了会引起体重增加，这样会加重我的病情。

于是您不使用胰岛素，病情反而未得到很好控制。

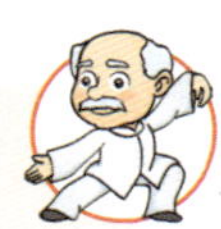

我使用胰岛素十多年了，目前体重一直控制得很好，我的方法是通过合理安排饮食和运动来控制体重。

缓解心理压力的小窍门

深呼吸：在安静的环境中，采取最舒适的姿势放松身体，微闭双眼，先深深吸一口气，最好运用腹式呼吸，然后尽量把气体全部呼出去，反复做几次。

体育锻炼：可做一些快走、慢跑等中低等强度的运动。锻炼不仅有助于稳定情绪，还能降低血糖，对缓解压力也很有好处。

多听音乐：使内心平静，放松情绪。

转移注意力：做一些自己喜欢的事，以焕发活力。

您还可以通过医院组织的“科普大课堂”“糖尿病网”认识一些病友，与他们多交流管理糖尿病的经验和心得，培养良好的兴趣爱好。让确诊糖尿病成为您告别不良生活习惯、走向健康生活的开始吧，健康的心理有助于您与糖尿病一起乐观生活。

如果生活方式干预和您目前的药物治疗仍不能很好地控制血糖，请咨询医生，调整您的治疗方案或药物剂量。

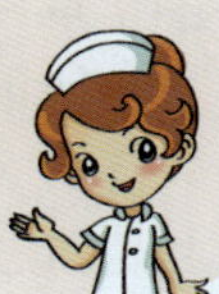

亲友如何提供帮助

人一旦患病，会比较脆弱，内心渴望得到亲人和朋友的关心和体贴。而糖尿病是一种慢性病，需要长期治疗，这种综合治疗也会需要亲友的帮助，亲友可以做些什么呢?

● 提供心理上的支持

· 经常让患者接触令人快乐、开心的事情，让其感受到生活的乐趣。

· 对患者多关心、多疏导，让其感到被重视和关注，营造温情的家庭生活氛围。

· 对患者的不良情绪不能置之不理，更不要施加压力。

● 提供治疗上的帮助

· 学习糖尿病知识，提醒患者按时用药。

· 熟练掌握如何进行饮食治疗。

· 督促并协助患者适当运动。

· 协助患者完成自我保健计划。

● 协助做好病情监测

· 协助患者完成血糖、血压的测量和记录。

· 督促患者定期复诊，发现病情异常及时送其就医。

积极预防并发症

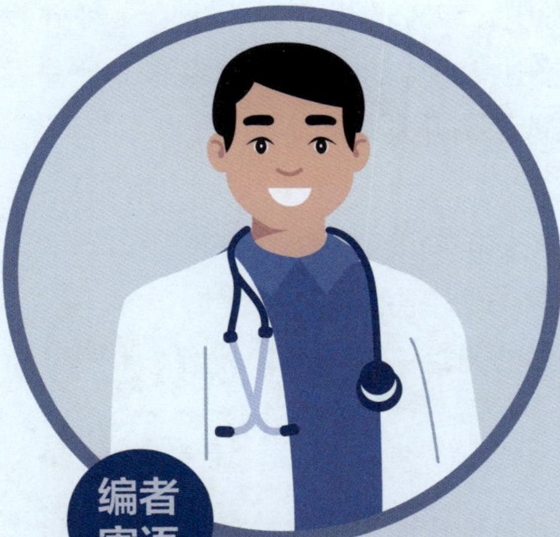

编者寄语

糖尿病本身并不可怕，可怕的是并发症，各种并发症是导致患者生活质量下降、死亡率增高的最主要原因。相反，如果积极调整生活方式，严格控制血糖，接受适当的降脂、降压等治疗，做到“早诊断、早治疗、早达标、早获益”，就可以大大减少并发症的发生风险。

预防并发症可以帮助您：

· 降低治疗总费用。

· 改善生活质量。

· 降低死亡率。

本手册将告诉您糖尿病并发症的危害、根源和预防手段。

糖尿病并发症概要

我国糖尿病并发症的发生率一直处于较高水平。研究发现，在门诊糖尿病患者中，52% 的患者至少患有 1 种并发症；在住院糖尿病患者中，80% 的患者至少患有 2 种并发症。因此我们需要重视糖尿病并发症的防治。

并发症给您和家人带来很大的伤害和负担，科学的治疗和用药方法，包括及时开始胰岛素治疗，能帮您实现血糖达标，降低并发症风险。

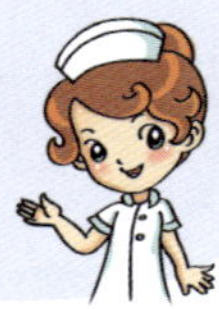

糖尿病急性并发症是急性代谢紊乱，病情急、发展快、死亡率高。

糖尿病急性并发症可以分为以下几种

1. 糖尿病酮症酸中毒

临床以高血糖、高尿糖、尿酮体阳性和代谢性酸中毒为主要表现，多尿、烦渴多饮和乏力症状加重。糖尿病酮症酸中毒是最常见的急性并发症，主要发生于 1 型糖尿病患者，2 型糖尿病患者也时有发生。

2. 高渗性高血糖状态（HHS）

HHS 是糖尿病严重的并发症之一，起病隐匿，常先出现口渴、多尿和乏力等糖尿病症状，多食不明显，有时甚至表现为厌食，病情加重可出现淡漠、嗜睡等症状；严重时可出现定向力障碍、幻觉、癫痫样发作、偏瘫、失语、视觉障碍、昏迷等。补液是治疗 HHS 的首要措施，原则上先快后慢。

当患者血糖长期不达标，尤其是伴有血压、血脂等指标异常的情况时，就很容易发生糖尿病慢性并发症，慢性并发症最折磨人，会对患者身心造成巨大伤害。

糖尿病慢性并发症主要包括以下几种

- **糖尿病肾病**　即糖尿病慢性肾脏结构和功能障碍，我国 20% ~ 40% 的糖尿病患者合并糖尿病肾病，现已成为慢性肾脏病和终末期肾病的首要原因，表现为蛋白尿、水肿。
- **糖尿病视网膜病变**　是糖尿病严重并发症之一，也是成人失明的主要原因，表现为视物模糊、视力减退，甚至失明。
- **糖尿病足**　是糖尿病严重和治疗费用高的慢性并发症之一，重者可导致截肢和死亡，截肢后 5 年死亡率高达 40%。
- **糖尿病神经病变**　是糖尿病最常见的慢性并发症。主要包括远端对称性多发性神经病变、自主神经病变、单神经病变和神经根神经丛病变。
- **糖尿病周围血管病**　主要指下肢动脉粥样硬化性病变，表现为不同程度的下肢缺血，轻者影响行走距离，重者导致溃疡、坏疽，甚至截肢。

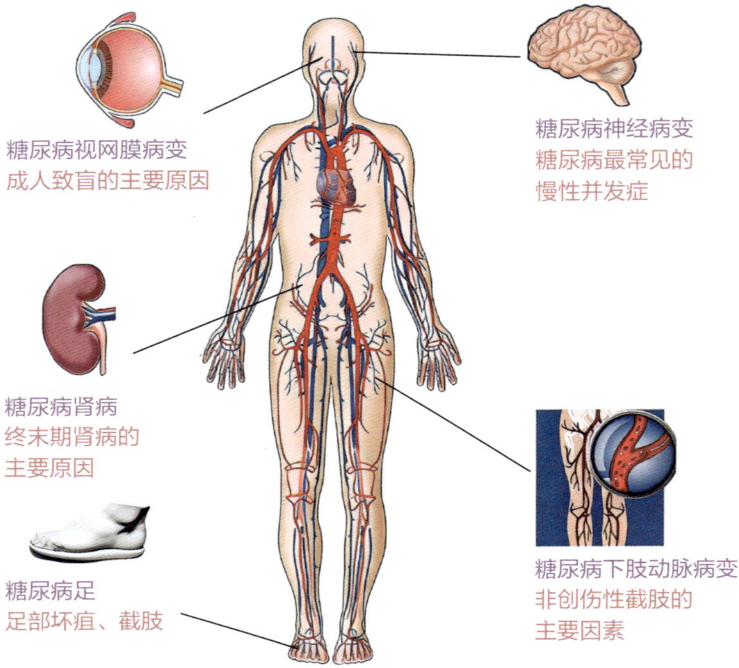

糖尿病慢性并发症累及全身

并发症源于血糖不达标

糖尿病患者发生并发症的主要原因是血糖长期不达标，可导致全身大血管和微血管病变、神经病变等，并因此发生糖尿病肾病、糖尿病视网膜病变、糖尿病神经病变等糖尿病慢性并发症。

当您的血糖没有控制在目标值范围内，就属于血糖不达标的范畴。

2 型糖尿病患者血糖控制目标

项目	目标值
空腹血糖	4.4 ~ 7.0mmol/L
非空腹血糖	< 10.0mmol/L
糖化血红蛋白（HbA_{1c}）	< 7%

既然找到了并发症发生的根源，下一步该如何预防呢？

控制血糖达标可减少并发症

临床实践和研究均认为，控制血糖达标能有效预防糖尿病并发症的发生和发展。

● 糖化血红蛋白降低意味着并发症减少

英国的一项研究发现，2 型糖尿病患者糖化血红蛋白每降低一个百分点，能显著减少以下并发症的发生风险。

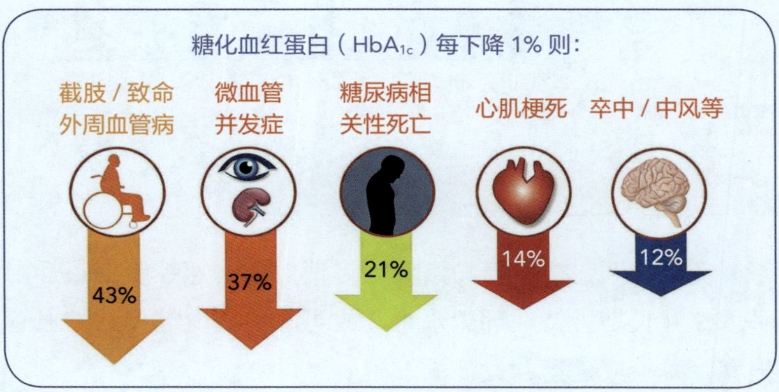

然而血糖达标并不容易做到，很多患者在接受多种口服降糖药治疗后，仍无法使糖化血红蛋白达到 7% 以下，因此我们需要更有效的降糖“武器”——胰岛素来帮忙。

胰岛素是降血糖最有效的“武器”

胰岛素是降低血糖的最有效药物。多年的临床验证发现，生活方式和口服降糖药治疗最多可使糖化血红蛋白降低 2%，而胰岛素治疗可使糖化血红蛋白降低 3.5% 或更多。很多患者在口服降糖药治疗失败后接受胰岛素治疗，均能很快达到血糖控制目标。

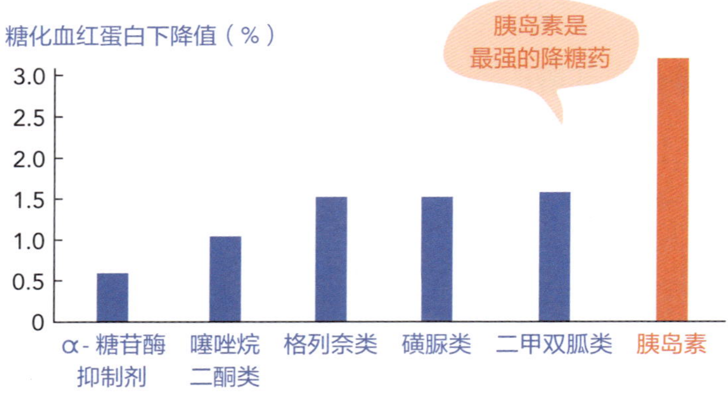

胰岛素助您血糖达标，减少并发症

实践证明，由于胰岛素治疗可使血糖迅速控制在目标水平下，并长期维持在理想水平，故可减少高血糖导致的血管损害，减少或延迟并发症的发生。

胰岛素类似物的优势

胰岛素的研发经历了动物胰岛素、人胰岛素和胰岛素类似物 3 个时代。

胰岛素类似物可分为预混、速效和长效三种，是在人胰岛素的基础上对人胰岛素肽链进行修饰而合成。实践证明，其能更好地模拟生理性胰岛素分泌，使胰岛素的治疗更安全、更方便、更有效。

与人胰岛素相比，胰岛素类似物具有以下优点：

预混胰岛素类似物：对空腹和餐后血糖的控制效果更好，出现低血糖的风险降低，临餐注射，更灵活方便。

速效胰岛素类似物：可有效控制餐后血糖，出现低血糖的风险更低，餐时注射，灵活方便，具有广泛的适用人群。

长效胰岛素类似物：降糖作用平稳，一天注射一次，夜间低血糖发生的风险更低，引起的体重增加更少。

识别身体亮起的并发症信号灯

腰酸脚肿

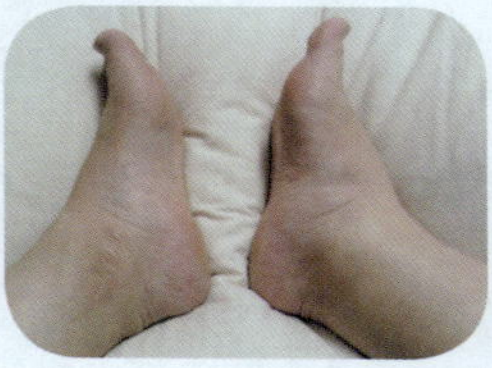

发生糖尿病肾病时，肾脏损害引起腰酸，脚部出现水肿，并使尿液表现为泡沫样。

● 水肿

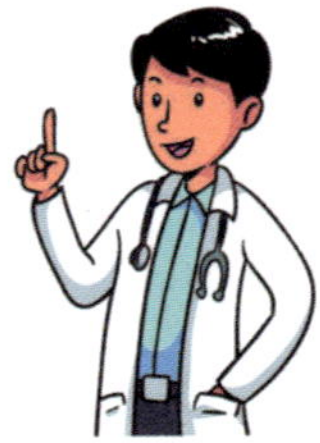

发生糖尿病肾病时，身体会排出大量蛋白尿，引起低蛋白血症，身体会出现水肿，尤其是双下肢肿胀明显。

> 如果生活方式干预结合您目前的药物治疗仍不能很好地控制血糖，请咨询医生，调整您的治疗方案或药物剂量。

● 高血压

糖尿病肾脏病变导致肾性高血压，如果出现血压过高（超过 140/90mmHg），应警惕糖尿病肾病的发生。

● 视力没问题不等于眼底没问题，需定期检查眼底

糖尿病视网膜病变经常在不知不觉中进展，当患者真的感到视物模糊，出现眼底出血时，要治愈就很困难了。

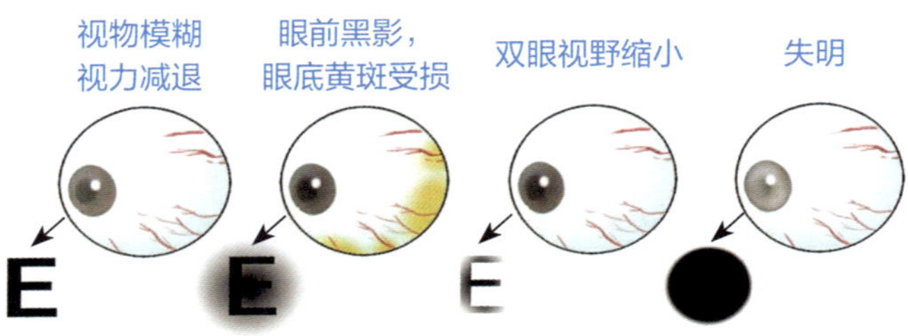

● 经常胃口不好，腹胀和便秘

发生糖尿病自主神经病变时，会引起腹胀、便秘。当合

并心脑血管病变时，切忌便秘时用力，防止血管破裂。

- **夜间腿疼**

可能是糖尿病损伤末梢神经引起糖尿病神经病变；也可能是糖尿病下肢血管病变的信号，常伴肢体发凉。

家人同预防共享获益

- **家人高风险**

糖尿病有遗传倾向，糖尿病患者的子女、兄弟姐妹发生糖尿病的风险显著增高。据统计，父母都有糖尿病，其子女患糖尿病的概率是普通人的很多倍。因此，糖尿病患者的家人更要注意预防糖尿病，定期进行高危人群筛查，做到“早诊断、早治疗、早达标、早获益”。

- **预防有诀窍**

糖尿病患者的家人预防糖尿病的主要方法

- 防止和纠正肥胖。
- 戒除烟酒等不良习惯。
- 合理饮食，避免高糖、高脂、高盐饮食。
- 适度运动，首选有氧运动。
- 定期进行健康体检。